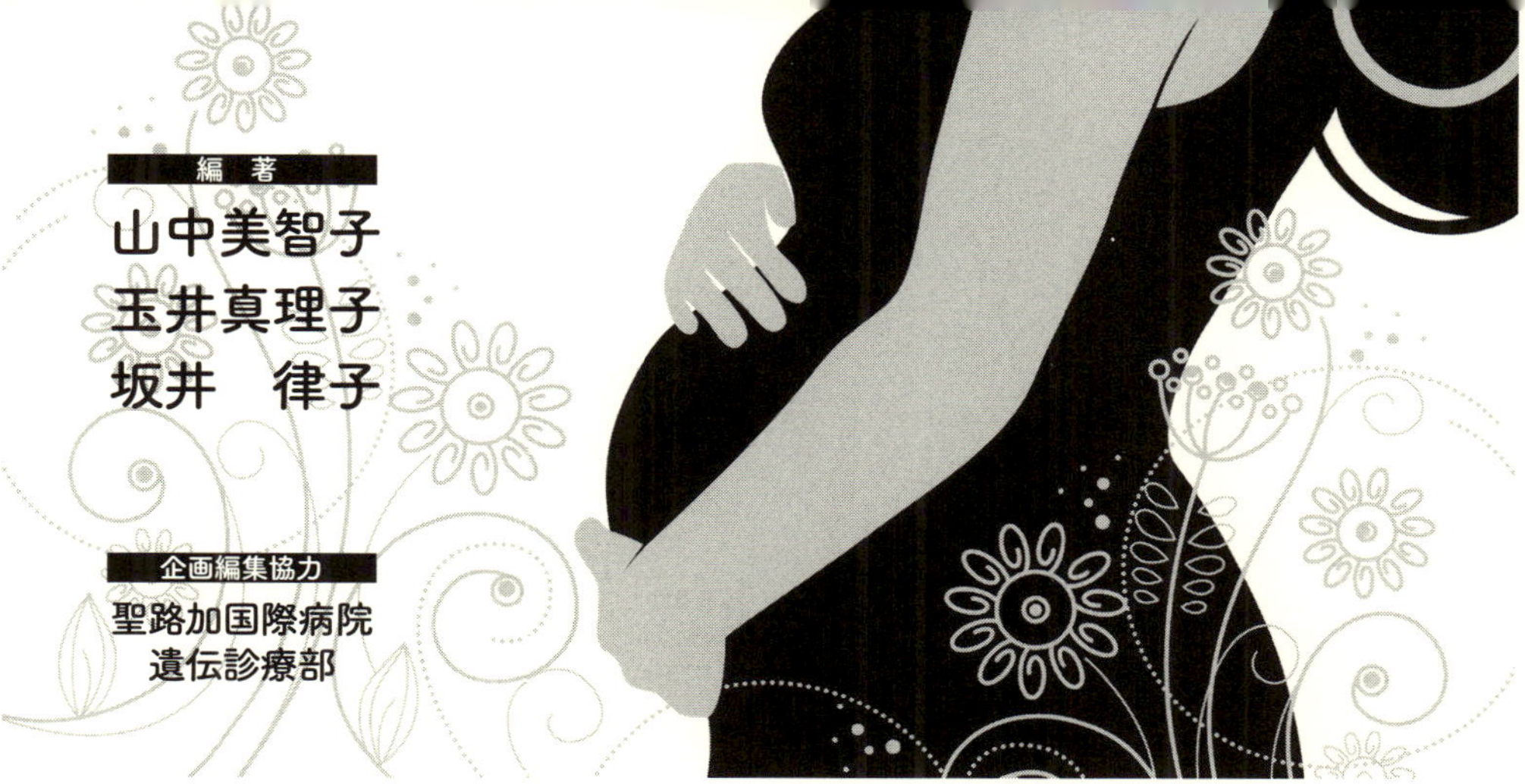

編著

山中美智子

玉井真理子

坂井　律子

企画編集協力

聖路加国際病院

遺伝診療部

出生前診断　受ける受けない　誰が決めるの？

遺伝相談の歴史に学ぶ

生活書院

はじめに

二〇一二年八月二九日の読売新聞に「妊婦血液でダウン症診断　国内五施設　精度九九パーセント　来月にも」という大きな見出しの記事が掲載されました。母体の血液検査だけで、お腹の赤ちゃんがダウン症候群かどうかが正確にわかるという印象を受ける記事に衝撃が走りました。

出生前に赤ちゃんの遺伝子や染色体の情報を得るためには、絨毛検査や羊水検査などが必要ですが、赤ちゃんにとっては流死産を引き起こす危険性があります。が、無侵襲的胎児遺伝学的検査（non-invasive prenatal test: 以下ＮＩＰＴ）という検査により、母体の血液だけで「精度九九パーセント」で結果が得られるのであれば、もうそれ以上の検査は受けずに妊娠継続の可否を決めてしまう人が続出するのではないか、本当に「精度九九パーセント」は正しいのか……という疑問と不安にかられました。

「検査の精度」を規定する因子は様々です。その技法の理論的な正しさ、技術的な確実性、その検査がもっている感度・特異度（陽性の人を正しく陽性、陰性の人を正しく陰性と診断できるかどうか）の問題、採血から結果開示に至るプロセスの確実性……そういったことがいっさい無視されて「精度九九パーセント」という報道が先行しました。その報道の責任は、報道者側の不勉強に課せられているようにも見えますが、当時検査を開始しようとしていた医師達自身が、「精度九九パーセント」と言っていたのであり、感度・特異度に関連する陽性的中率に関しての問題に、どこまでの認識があったのかは疑問が残ります。

衝撃的な報道の時、「ＮＩＰＴコンソーシアム」による「多施設研究」としてＮＩＰＴが日本に導入されようとしていました。二〇一二年のうちには開始しようという動きもあり、「ＮＩＰＴコンソーシアムによる多施設研究のメンバーにならないと検査会社と契約できず、検査はできない」という情報が出回り、個人的にはまるで「このバスに乗り遅れると取り残されるぞ」とでもいうような雰囲気すら感じました。けれども、正確な妊娠週数などの産科的情報は不要で妊婦の採血だけで実施可能なこの検査は、産婦人科医だけの問題に留まらない重大な問題であったため、日本医学会が指針を出すまでこの検査の開始は保留となりました。結局、指針が公表された後の二〇一三年四月から、国内でのＮＩＰＴが「臨床研究」として始まりました。私の所属する聖路加国際病院では二〇一三年八月からＮＩＰＴを始めました。

母体血清マーカー検査が日本に導入された時に続き、ＮＩＰＴの導入、さらにはアメリカの有名女優が遺伝性乳がん卵巣がん症候群の遺伝子変異をもっていたために、がんを発症していない乳房を切除する「リスク低減手術」を受けたニュースも重なって、にわかに遺伝カウンセリングが注目されるようになりました。「出生前検査には遺伝カウンセリングが重要」とあちこちで強調されています。今まで出生前検査や遺伝カウンセリングに関わってこなかった人たちも、様々な調査研究などの成果を発表し、にわかに遺伝カウンセリングの専門家が増えたようにさえ見えます。そのことは歓迎すべきことなのかもしれません。でも、遺伝カウンセリングとはなんなのかという議論はあまり目にしません。「遺伝カウンセリングは重要」といいながら、単に検査のための手続きとして遺伝カウンセリングが語られてはいないでしょうか？

聖路加国際病院では、当時の女性総合診療部（産婦人科）部長であった佐藤孝道さんを部長とする遺伝

表１　出生前検査を巡る勉強会

■ 2012 年 10 月 18 日
新型出生前検査（ＮＩＰＴ：Non-Invasive Prenatal Testing）勉強会（聖路加国際病院）
1．お母さんの血液中に流れている胎児成分って？細胞？ DNA ？
2．これであなたも NIPT の原理を説明できる
3．NIPT で子どものことはすっかりわかる？　　山中　美智子
4．スクリーニング検査と確定検査――15 年前の忘れられない記憶と忘れていい記憶　　佐藤　孝道
5．報道から見たこの検査の問題点　　坂井　律子

■ 2013 年 7 月 18 日
院内勉強会「非侵襲的出生前検査について知る」（聖路加国際病院）
NIPT の実際　その方法と日本での現況　　山中　美智子
聖路加における NIPT　これまでの現状と今後の体制　　青木　美紀子

■ 2014 年 3 月 1 日
出生前検査に関する勉強会　　聖路加国際病院
新型出生前検査がはじまって　日本の現況　　山中　美智子
出生前診断の歴史と今　日本とフランスの取材から　　坂井　律子
出産選択をめぐる日本社会－その法学的ふり返りとこれから　　服部　篤美
出前遺伝相談　　月野　隆一

■ 2014 年 9 月 20 日
地域遺伝相談協議会奈良会議　NIPT を巡って（奈良東大寺）
出生前診断の現況　　山中　美智子
出生前診断を巡る神話　　玉井　真理子
出生前検査を巡る取材を通して　　坂井　律子
日本人と遺伝相談　　富和　清隆

■ 2015 年 5 月 16 日
パトリック・ルブラン先生講演会（聖路加国際病院）
フランスの出生前診断の現状，展望と問題について　　パトリック・ルブラン

■ 2015 年 5 月 17 日
パトリック・ルブラン先生講演会（京都大学芝蘭会館）
フランスの出生前診断の現状，展望と問題について　　パトリック・ルブラン

診療部が、二〇〇六年に開設されました。各地の大学病院に遺伝診療に関する部署が作られつつある中で、一般病院に作られた遺伝診療部は先駆け的な存在でした。当時から遺伝性乳がん卵巣がん症候群に着目していたブレストセンターと、出生前検査を行っていた女性総合診療部が中心となって組織されました。遺伝診療部では遺伝カウンセリングを行うのみではなく、毎年院内外に向けた勉強会を開催してきました。取り上げたテーマは先天異常、家族性腫瘍のみならず多因子遺伝である糖尿病に渡るまで多方面にわたります。

図1　聖路加遺伝診療部十周年記念セミナー

出生前検査

―受ける・受けない　誰が決めるの？―

遺伝相談の歴史に学ぶ

主催：聖路加国際病院遺伝診療部
後援：地域遺伝相談協議会

日時：2016年5月21日　午後1時30分～午後5時
場所：聖路加看護大学　日野原ホール

プログラム

前章

遺伝診療部を振り返る　　塩田　恭子

第一部　講演会

基本的事項「出生前検査・遺伝カウンセリング」　　山中　美智子
自分たち自身で決めるのに必要なことは？―「自己決定」の落とし穴―　　佐藤　孝道
デジタルのかなたに思いを馳せて　　月野　隆一
親になること　　富和　清隆

第二部　座談会

座談会　講演者による座談会
司会　坂井　律子
　　　山中　美智子

ＮＩＰＴが始まった当時、現場での混乱の中にありながら、私はこれからこの検査とどう向き合えば良いのかと悩み、表1に示す出生前検査に関する複数回の勉強会を、遺伝診療部を中心に開催してきました（詳細は第一章をご参照ください）。そんな中、以前から何となくお互いを知り合っていた玉井真理子さん、坂井律子さんと話をするようになりました。

二〇一四年三月一日には「理論的には胎児の全ゲノム情報を知ることが可能なＮＩＰＴとこれからどう向き合えばよいのか、多くの人と討論したい」という思いで、聖路加国際病院での勉強会を開催しました。けれども司会をした私の不手際で、討論の時間がほとんど無いままに終了してしまいました。

その後の懇親会で果たせなかった討論をする中、東大寺小児療育病院長の富和清隆さんが「僕の話はどうせ抹香臭いだけ」と謙遜されたのを聞きつけた坂井さんが、「その抹香臭い話を聴きたい」と言い出しました。その言葉を契機に、不消化に終わってしまった勉強会の再挑戦として、同じ年の秋に富和さんの病院のある奈良での勉強会「奈良会議」を開催することになりました。

二〇一五年には、坂井、玉井、私の三人の発案で、フランスの現況を勉強するためにパトリック・ルブラン先生を招請しての勉強会も、東京と京都で開催しました。二〇一六年の遺伝診療部一〇周年には、原点に立ち返って出生前検査について考えてみたい、そのためには歴史を知る先達のお話を聞きたいという青木美紀子さんの発案もあり、セミナーを企画することにしました。その打ち合わせのため、月野隆一、佐藤孝道、富和清隆、坂井律子、玉井真理子、吉岡章、藤田潤、青木美紀子（敬称略）、そして私の総勢九名が、二〇一五年一二月、月野隆一さんが院長を務める病院がある和歌山県の白浜温泉に集いました。東京、千葉、松本、奈良、京都、和歌山、山口でそれぞれ仕事をしている九名でしたが、年末休暇を利用して一泊二日で討議することができました。集った先達は、長い間遺伝カウンセリングに関わり、今も臨床の現場に立っています。その姿勢の根本には、あくまでもクライエント視点に徹した優しい眼差しがあると、個人的に大きな信頼を置いています。セミナーのタイトルはこの本のタイトルにもなっている「出生前検査　受ける・受けない誰が決めるの？――遺伝相談の歴史に学ぶ」とし、講演会と座談会という形式で行うことを決めました。こうして二〇一六年五月二一日に落成間もない聖路加国際大学大村進・美枝子記念聖路加臨床学術センター日野原ホールで、一〇周年記念セミナーが開催されました（図1）。

このような勉強会を五年にわたって断続的に開催する中で、坂井律子さん、玉井真理子さんとずっと話し合ってきたのは、単に勉強会を開催するだけではなく、それを記録として残すことの重要性です。その約束を果たすべく、この本ができあがりました。一〇周年記念講演でのそれぞれの演者の方たちに、限られた時間では語り得なかった思いをこの本の中で語っていただいています。同時にそれまでの勉強会で得たことも書き起こしています。また講演はされなかったけれども、企画から関わってくださったメンバーや、古くからの仲間であった方たちにはコラムを書いていただきました。NIPTとどう向き合うのか悩み、考え、各会場での話し手、聞き手は何を言葉として残したのか？　結論は出なくてもそのプロセスを記録として残すことで、これからも「考えることをやめない」きっかけになれば、と思っています。編者は玉井真理子、坂井律子、そして私の三人ですが、残念なことに坂井律子さんが体調を崩してしまったため、短いコラムと鼎談の形で参加してもらいました。この本は、様々な立場・視点で書かれています。必ずしも最初から通しで読んでいただくのではなく、興味のあるところから読んでいただければ良いと思います。長年にわたり、遺伝カウンセリングを実践しながら、そのあり方を模索してきた先人たちがどう考えているのかという記録を残しておくことは、技術ばかりが進歩する出生前検査とどう向き合うかを立ち止まって考える時の大事な資料になると信じます。

山中美智子

出生前診断 受ける受けない誰が決めるの？——遺伝相談の歴史に学ぶ

目次

第1部

出生前診断——今考えなくてはいけないこと

第1章

日本の遺伝カウンセリングの歴史と出生前検査

山中美智子

1　日本の遺伝相談・遺伝カウンセリングの歴史

二〇世紀の半ばまで、遺伝学の中では優生学が支持を集めていました。優生学（ユージェニクス）という言葉は、一八八三年にC・ダーウィンのいとこである英国の科学者フランシス・ゴールトンが唱えました。語源はギリシャ語の「優れた種」で、その言葉が意味したものは、「生存により値する人種または血統に対し、劣った人種あるいは血統よりも、より速やかに繁殖する機会を与えることによって」人類を改善する「科学」を創りだすことでした（ダニエル・J・ケブルズ著、西俣総平訳『優生学の名のもとに』朝日新聞社、一九九三年）。この「科学」の実現のために産児制限・人種改良・遺伝子操作などが提案され、やがてはナチスの蛮行に結びついていきました。

「人類を改良する」優性思想とは異なり、遺伝カウンセリングは、遺伝病に直面する患者や家族が、遺伝や社会心理的問題を理解して病気に対処しようとすることに対するサービスとして発達してきました。〝Genetic counseling〟という言葉は一九四七年にアメリカのミネソタ大学ダイト研究所の所長であったシェルドンC．リード（Sheldon C. Reed）博士によって提唱されました。遺伝カウンセリングの初期には、住民の遺伝病の発生率を減少させて「遺伝子プール」の中の有害遺伝子の頻度を徐々に低下させようと、夫婦に子どもを産むかどうかまで指示することもカウンセラーの義務だと主張して、優生学的に利用しようとした遺伝学者も一部にはいたようです。しかし、一九五〇年代には遺伝カウンセリングは優生学的提言に強く反対するものとなり、アメリカ人類遺伝学会では一九七五年に、「遺伝カウンセリングとは、遺伝性疾患が家系内に起きる、あるいは起きる確率に伴って生じる人間的問題に対処するためのコミュニケーションの過程である」と定義しました（A guide to Genetic counseling）。一九七一年に最初の遺伝カウンセリング修士課程の卒業生が誕生し、一九七九年には遺伝カウンセラー学会が設立されました。米国では現在、四〇〇〇人以上の遺伝カウンセラーがいます。

日本の遺伝相談・遺伝カウンセリングの歴史については、日本遺伝カウンセリング学会の歴史を振り返ることで見えてくるかもしれません。一九九五年～二〇〇一年に学会理事長の任にあった青木菊麿氏が書かれた「日本臨床遺伝学会から日本遺伝カウンセリング学会へのあゆみ」などを元にしながら、その歴史を振り返ってみたいと思います。

（1）「遺伝相談ネットワーク委員会」から「日本臨床遺伝学会」へ

日本では一九七〇年頃から一部の医師や研究者の中に遺伝相談（genetic counselingを日本語訳にしたもの）に関心をもつ者がいたものの、医療体制には組み込まれてはいませんでした。そんな中、医師カウンセラーの養成の必要性やその方法の検討をするための「遺伝相談ネットワーク委員会」が、一九七二年に日本人類遺伝学会（一九五六年創設）の中に設けられました。さらに一九七四年度には、厚生省（現在の厚生労働省）心身障害研究として「遺伝相談カウンセラーの教育と研修に関する研究（大倉興司、東京医科歯科大学）」、及び「遺伝相談資料の整備に関する研究（半田順俊、和歌山県立医科大学）」が開始され、遺伝相談カウンセラーとして医師の教育と研修を具体的に行うことによって、医師カウンセラー養成の方法を開発していくこととなりました。初年度の研修会は一九七四年夏に東京で開催され、二四名の医師が参加しました。その研修会には本書の執筆者である吉岡章氏や月野隆一氏が受講生として参加されています。こうした研修会を契機に「臨床遺伝研究会」が発足し、一九七七年一一月、日本人類遺伝学会学術集会に引き続いて第一回研究会が山口大学医学部において開催されました。その時の参加者は四七名でしたが、東京で開催された第二回研究会には一〇七名が参加しました。一九七九年には研究会の機関誌『臨床遺伝研究』第一巻一号が発刊されました。

一九七〇年代といえば、日本の中で羊水検査が広く普及していった時期と重なります。兵庫県における「不幸な子どもの生まれない県民運動」は一九六六年～一九七四年に展開されました。優生保護法（現・母体保護法）の中に「重度の精神又は身体の障害の原因となる疾病又は欠陥を有しているおそれが著しいと認められる胎児」の中絶、いわゆる胎児条項を合法化しようという改定案が提出され、社会的に大きな論争となったのもこの頃です。

このような状況の中、一九七七年には遺伝相談を発展普及させるために厚生省が家族計画特別相談事業を開始し、一九五四年から家族計画・母子保健の普及啓発活動を行っていた社団法人日本家族計画協会に遺伝相談センターが設置されました。同センターでは、(1)医師の遺伝カウンセラー養成、(2)保健婦・助産婦(保健師・助産師)など保健医療従事者に対する遺伝相談の啓発、教育、(3)遺伝相談のためのモデルクリニックの開設と遺伝相談サービス、(4)遺伝相談に関する内外の科学的資料及び情報の収集と提供、(5)全国的遺伝相談ネットワークの編成、運営の支援、(6)その他遺伝相談普及のための諸事業、を実施することになりました。当時、一年間で二〇五九件の相談の申し込みがあったということです(『臨床遺伝研究』1978、2:2-3)。一九八〇年には、札幌市、秋田県、宮城県、茨城県、埼玉県、東京都文京区、山梨県、甲府市、新潟市、塩尻市、愛知県、名古屋市、岐阜市、京都市、大阪市、和歌山県、兵庫県、岡山県、広島市、愛媛県、高知県、沖縄県などの地方自治体でも、遺伝相談サービスが提供されるようになっていました。しかし、遺伝相談部門の設立にあたった医師の中での遺伝相談に関する認識は、必ずしも今のような遺伝カウンセリングの概念ではなく、染色体異常や先天代謝異常の検索、あるいは出生前診断そのものを遺伝相談の主体と考える傾向が少なからずあったと大倉氏は指摘しています(『臨床遺伝研究』1978、2:2-3)。

当初日本人類遺伝学会の中に設置された遺伝相談ネットワーク委員会は、この頃から日本人類遺伝学会を離れて、日本家族計画協会遺伝相談センターを中心に活動をするようになり、一九八六年には「臨床遺伝研究会」は「日本臨床遺伝学会」に変更されました。臨床遺伝研究会の初代会長は半田順俊氏でしたが、日本臨床遺伝学会となった一九八六年以後は大倉興司氏が学会長となりました。一九九五年からは青木菊麿氏（女子栄養大学）に引き継がれ、二〇〇一年に「日本遺伝カウンセリング学会」となって古山順一（兵庫医科大学）氏が理事長に選出されるまで学会長を務めました。

（２）「日本遺伝カウンセリング学会」の発足

遺伝相談事業やその教育は、家族計画協会の中の遺伝相談センターを中心にして活動してきましたが、次第に日本でも遺伝カウンセリングも含めた遺伝医療の充実の必要性が広く認識されるようになりました。一九九六年、遺伝医療制度再構築の必要性を認識した当時の厚生省の母子保健課長から、大倉氏に対して、全国的な遺伝相談サービスの確立、組織化を図るための計画を作るようにという依頼があり、日本臨床遺伝学会として討議することになりました。一九九七年、厚生省心身障害研究の一つに大倉氏を主任研究者とする「遺伝相談に関する研究班」が発足し、分担研究者には臨床遺伝学会のメンバーが参加しました。しかし、残念なことに同年五月頃から大倉氏は体調を崩し、同年一〇月六日に逝去されました。その後任の主任研究者として推薦された青木菊麿氏（日本女子栄養大学）には、厚生労働省から、「遺伝相談を全国レベルで実施したいが、状況が把握されておらず、日本臨床遺伝学会での過去二〇年のデータをまとめてほしい」という依頼があったとのことです。その他、全国あるいは地域のネットワーク作り、遺伝相談に対する健康保険料請求の問題、全国での遺伝相談のニーズの把握、年間の相談件数、遺伝相談に対する一施設でのランニングコスト、遺伝相談システムを医療体系に組み込む方法、カウンセラー養成の問題、他学会との調整、などの要求があったと青木氏は述べています。日本人類遺伝学会からもこの研究班への参加の希望がありながら、最終的には臨床遺伝学会のみに偏った構成となっていました。

それまで日本臨床遺伝学会と日本人類遺伝学会という二つの遺伝関連学会が、独自に認定医制度やセミナーを実施していましたが、遺伝相談や遺伝医療システムに関する二つの学会の制度の歩み寄りが検討されるようになり、一九九八（平成一〇）年度に新たな厚生科学研究（子ども家庭総合研究事業）が、主任研究者古山順一氏により組織されました。「遺伝医療システムの構築と運用に関する研究」という課題で、初めて卓を囲んで両学会が遺伝医療制度構築のための協働について検討を開始しました。しかしあらためて両学会が並列の形になると、臨床遺伝学会は日本人類遺伝学会と比較して規模も小さく、また学会とはいっても大倉氏を中心とした同好の士の集まりといったサロン的風潮が少なからずあったことは否めませんでした。そこで、評議員会の中に将来計画委員会、拡大評議員会を発足させて、学会の組織作り、会則の変更、日本臨床遺伝学会遺伝相談医師カウンセラーの到達目標の作成などを行いました。

このような状況のもと、日本臨床遺伝学会の果たすべき役割について考えるとき、日本人類遺伝学会とは異なる学会の特徴をより明確にすべく、それまでの学会活動の中心であった遺伝相談・遺伝カウンセリングを前面に押し出した会名に変更するべきという提案が一部の評議員からなされました。二年近くをかけて、学会のあり方、将来の方向性が拡大評議員会において熱心に討論され、最終的には会員の投票により、学会名を「日本遺伝カウンセリング学会」とすることが決定されました。当時の理事長は青木菊麿氏、その後、古山順一氏、藤田潤氏（京都大学）とかつての臨床遺伝学会をよく知る人たちが引き継いで行きました。

（3）日本遺伝カウンセリング学会の変遷

遺伝相談医師カウンセラーを支えるコメディカルスタッフの研修・養成を続けてきた臨床遺伝学会からの流れを汲んで誕生した日本遺伝カウンセリング学会は、後述する二〇〇六年の認定遺伝カウンセラーの誕生にも熱心に取り組みました。認定遺伝カウンセラー制度が立ち上がって一つの方向性が見えてきた時点で、その先の学会活動をより活発化するために、遺伝カウンセラーを周囲から支える医療職の学会活動を奨励しようと「遺伝カウンセリングアソシエイト制度（通称GA制度）」（表1）が、当時の理事だった富和清隆氏から提案され、藤田理事長のもと、制度実現に向けての活動が開始されました。

これは「この制度は、遺伝や遺伝医療にかかわる問題をもつ人を遺伝カウンセリング担当者とともに支援する専門家の育成、及びそれらによるネットワーク形成を目的とする」というもので、臨床遺伝専門医と遺伝カウンセラーだけでは、遺伝医療の実践には十分ではない、その周囲に遺伝医療を応援するサポーターが必要、カウンセラー資格はなくても学会参加しやすいようにクレジットを設けようという発想でした。この制度の理念は当時作られたQ＆Aをご覧頂くとよくわかると思います。

ところが、認定遺伝カウンセラーは国家資格ではなく学会認定でしかないために、常勤として雇用する施設がどれだけあるか、当時はまだ実際の職場確保に大きな懸念が残されていました。このような状況下で提唱されたGA制度に「なぜ同じような資格を新たに作ろうとするのか」という反対意見が出されました。「資格ではなく、学会活動への参画を促すための称号です」という説明にも理解が得られず、学会員用のメーリングリストを使っての激しい論戦となりました。私は、このやり取りを情報ネットワーク委員会委員長として整理していましたが、GA制度を提唱して今後の遺伝医療のあり方を訴える執行部に対

表１「遺伝カウンセリングアソシエイト制度（通称 GA 制度）」

日本遺伝カウンセリング学会遺伝アソシエイト　Q＆A

日本遺伝カウンセリング学会遺伝アソシエイト（以下遺伝アソシエイト）とは、遺伝サービスを様々な立場から推進するために活動している学会員に対し、学会として与える称号です。これらの人達が生涯教育の一環として自己研鑽をすることを目指しています。このことを通して、遺伝サービスのネットワークが構築され、広がることが期待されます。

Q.1 遺伝アソシエイトとは「資格」ですか？

日本遺伝カウンセリング学会が、遺伝サービスに意欲を持って関わり、遺伝サービスについて一定の知識、理解を持つ会員に与える「称号」であり、「資格」ではありません。正式名を日本遺伝カウンセリング学会遺伝アソシエイトと呼びます。

Q.2 遺伝アソシエイトとはどんな人達ですか？

遺伝サービス（遺伝または遺伝性疾患に関わる医療、保健、福祉）やそれを支える行政、教育、研究活動等に従事している人達です。具体的には日本遺伝カウンセリング学会員で、3 年以上の会員歴を有し、遺伝カウンセリングネットワークに参加する意思をもち、所定の研修ポイントを取得した方に与えられる称号です。強調しておきたいことは、遺伝アソシエイトとは認定遺伝カウンセラーに代わり遺伝カウンセリングを行う人達ではないということです。

Q.3 遺伝アソシエイトの目的は何ですか？

（1）遺伝サービスに関わる人の増加と質の向上、（2）遺伝医療と保健・福祉、行政、研究、教育などの密接な連携、すなわち遺伝サービスのネットワークの構築、が目的です。

Q.4 なぜ、本学会で遺伝アソシエイトを認定するのですか？

職種を超えて遺伝サービスのネットワークを構築し、遺伝サービスの向上を図ることが本学会の設立の趣旨であり、そのために本学会は、様々な研修・セミナーを積極的に開催してきました。さらに本学会の今後の発展を図り、会員の意識を高め、継続的な活動を促すためです。

Q.5 臨床遺伝専門医や認定遺伝カウンセラーとの違いは何ですか？

学会により、設立・認定・運営されている資格制度です。一方、遺伝アソシエイトは本学会が学会の発展と会員の意識向上のために独自に定めた称号です。臨床遺伝専門医や認定遺伝カウンセラーに代わるものではありません。臨床遺伝専門医や認定遺伝カウンセラー資格を持つ人も持たない人も日本遺伝カウンセリング学会遺伝アソシエイトの称号を得ることが可能です。

Q.6 認定遺伝カウンセラーの雇用機会を奪いませんか？

遺伝アソシエイト制度は、遺伝サービスに理解、関心を持つ人のネットワークを広げていくために作られたものであり、さらなる遺伝サービスの充実を図ることを目指しているものです。また、遺伝アソシエイトは臨床遺伝専門医や認定遺伝カウンセラーに代わり遺伝カウンセリングを行う立場にはありません。様々な専門性や職種のバックグラウンドをもつ遺伝アソシエイトが、切磋琢磨し合って、さらにお互いの専門性を尊重し合いながら連携することが目標です。両制度の趣旨が正しく理解されれば、遺伝アソシエイト制度により、認定遺伝カウンセラーの雇用機会が奪われることはありません。

Q.7 遺伝アソシエイトの称号を得るにはどうすればよいですか？

まず、日本遺伝カウンセリング学会会員歴３年以上であることが必要条件です。加えて、学会が認定する研修会に参加し、所定のポイントを取得した人は、遺伝アソシエイトを申請する資格があります。申請希望者は、遺伝アソシエイト申請書に必要ポイントを証明する書類、臨床遺伝専門医および、所属施設長の推薦状、所定の申請料を添えて本学会に申し込みます。審査の結果、認定されれば遺伝アソシエイトの称号を取得できます。

Q.8 遺伝アソシエイトの称号を得る利点はなんですか？

遺伝サービスにおけるネットワークの一員として認められ、施設や地域を超えて相互に情報交換や相談をすることが容易になります。また自己研鑽の機会として学術集会や本学会で認められたセミナー参加の優遇措置を得ることができます。

Q.9 遺伝アソシエイトの称号取得は臨床遺伝専門医や認定遺伝カウンセラーの資格認定の単位になりますか？

遺伝アソシエイトの称号そのものが資格認定の単位となることはありません。

Q.10 遺伝アソシエイトの称号を得た後に求められることはなんですか？

「それぞれの専門性を生かして遺伝サービスに参加・協力します」という宣言をしたことを意味します。学会誌およびホームページで氏名が公開され、遺伝サービスの健全な発展に貢献すると供に、差別と偏見のない社会を実現するための努力が求められます。

Q.11 遺伝アソシエイトは永久認定ですか？

いいえ、遺伝アソシエイトの認定期間は５年です。５年を超える前に認定の更新が必要です。認定を更新するためには、５年の間に本学会が認定する研修会等に参加し、所定のポイントを取得し、遺伝アソシエイト認定の更新を受ける必要があります。

Q.12 遺伝アソシエイトになると就職に有利になりますか？

遺伝アソシエイトは就職のための資格・称号ではありません。

して、単に「せっかく作った認定遺伝カウンセラー制度を潰すもの」という捉え方で反対を唱える人たちからは、根源的な意見は何も出てこなかったように感じられました。

この議論の中、人類遺伝学会会員ではあったものの遺伝カウンセリング学会会員ではなかった人たちの入会が増え、今まで遺伝カウンセリングに関わってきたとは思えない多くの諸氏から、品位を疑うような意見が出てきたことはとても残念なことでした。最終的に二〇〇八年、GA制度案は棄却され、その翌年の役員改選では大幅な執行部交代が行われました。この選挙は、「乗っ取り」という言葉さえ囁かれていたようで、それまでの学会の流れとは異なる大きな力が働いただろうことが推測されます。人類遺伝学会から派生して、それとは一線を画した活動を行ってきた臨床遺伝学会が遺伝カウンセリング学会へと変貌し、さらに臨床遺伝学会の歴史を知っていた執行部が大幅に交代となり、その流れは大きく変わりました。現在は認定遺伝カウンセラーの会員も多く、活発な活動が続いています。

多くの遺伝カウンセラーが活躍する現在、遺伝カウンセリング、遺伝医療を支えるサポーターとしてのGA制度の発想はとても重要なものであったと、私は改めて感じています。

(4) 遺伝カウンセリングに関わる医療職の教育

遺伝相談システム構築のためには、まず遺伝相談に対応できる医師の養成が必要であるとして、一九七四年から、遺伝相談(医師)カウンセラー養成のための研修会が、日本臨床遺伝学会(現、日本遺伝カウンセリング学会)と日本家族計画協会遺伝相談センターが中心となって始まりました。私は、その第二〇回にあたる一九九二年の研修会に参加しました。当時は暑い盛りの八月に一〇日間かけて行われていました。その講義の多くを大倉興司氏が担当されましたが、この本にも登場する吉岡章氏、月野隆一氏、富和清隆氏、小野正恵氏の講義もありました。いずれの講師からも遺伝相談に対する熱いメッセージが伝わってくる研修会でした。当時の私は「遺伝相談」が何を意味するかすらわかっていませんでしたが、「ともかく面白いから勉強してこい」と先輩に背中を押されての参加でした。そこでは単に遺伝学の知識のみならず、遺伝相談の在り方、その方法論、倫理的な観点からの内容も盛り込まれており、当時では珍しかったロールプレイもありました。パターナリズムが大勢を占めていた医学の世界の中で、「家族の中のクライエント」あるいは「社会の中でのクライエント」、すなわち「生活者としてのクライエント」に目を向け、「クライエントの自律性を尊重する」という視点は当時の私には新鮮でした。「ここで語られていることは遺伝相談だけのことではない。こうした視点は医療全体に必要なことだ」と感じて、その内容にひきつけられ、医師になって長い間抱えていたもやもや感が晴れる、自らの医療者としてのあり方を見直す大変衝撃的な研修会であったことを思い出します。

当時から大倉氏は、最新の遺伝学的な知識に基づいた情報をわかりやすい言葉でクライエントに伝えることの重要性を強調され、またその研修会の大きな目的の一つに医療者のネットワークを作ることの大事さがあると説かれていました。大倉氏はクライエントの視点で遺伝の問題をいかに考えるかということに真摯に向き合っており、遺伝相談に関して確固たる信念をもっていました。人をひきつける話術にも長けていた一方で、自身の意見と異なる人には歯に衣着せぬ意見をいう側面ももっていました。その強い個性のためか、多くの支持者がいる一方で、反発を買うこともあったようです。残念なことに一九九七年に脳梗塞のために急逝されてしまい、大きな存在を失ったと感じました。

大倉氏が逝去されて以降、セミナーは月野隆一氏を中心に臨床遺伝学会〜遺伝カウンセリング学会研修委員会により継続され、臨床遺伝専門医制度の創設に伴って形を変えながら、家族計画協会が主催して二〇一〇年まで続けられました。月野隆一氏がライフワークとしていたセミナーの中でもリフレッシュセミナーは、原則として二日間の開催で、取り上げる疾患テーマにより、それぞれの疾患の専門家を招いて様々な視点からの講義がなされました。招かれた専門家の姿勢は時に「遺伝相談」のそれとは異なることもありましたが、遺伝疾患をもつ人に対する月野氏の眼差し・姿勢・人柄がセミナー全体を統括していたと思います。当事者にお越しいただいて講演をお願いしたのも、当時としては斬新でした。セミナーの中で月野氏は様々な問題を投げかけるのですが、決してその「答え」は出しません。どんな課題があるのかを考えさせるような問いかけをたくさん発する中で、ご自身の意見は「一つの意見」としてごく控えめにいわれるのみ。「問題解決型思考」に満ちている医療者の中には、カウンセリングロールプレイに「正しい遺伝カウンセリングの手本を見せて欲しい」とか「どうすべきか答えが欲しい」という意見をいう人もいましたが、遺伝カウンセリングは「正しい答えを出す場」ではなく、クライエントのもつ問題にいかに寄り添いながら、それぞれの答えを出していくその過程が大切だということを学ぶ場となり、私にとってはとても貴重な勉強の機会でした。参加を楽しみにしていたファンも多かったのですが、遺伝カウンセリング学会の方針で、月野氏の手を離れてアドバンストセミナーとして開催されることに形が変わりました。

一九七七年に遺伝相談センターの所長となった大倉興司氏は、地域に潜在する遺伝相談のニーズの掘り起こしのためには、地域で活躍する保健師・看護師の役割が重要であると説いており、一九七七年には「コメディカルスタッフのための遺伝セミナー（初級・上級）」を開始しました。この第一回を修了した保健師を中心とした看護職の自主的な研究会として、一九七八年、深沢公子氏が会長となって「看護職等の地域遺伝相談研究会」が組織されました。大倉氏の他、半田順俊医師、松田健史医師らが研究会で講師として講義を行い、その後も指導を続けられたとのことです。この研究会は「（1）会員相互の親睦を図る場とする、（2）地域遺伝相談に関する情報や、各地域の活動状況などを交換し合う場とする、（3）地域遺伝相談事業における看護職の役割を検討し合う場とする、（4）日常の業務の中で出会い、求めてくる人々に対して、できうる限り適切な相談ができる、また地域遺伝相談事業の推進のあり方を考えるきっかけの場とする」ことが目的としてあげられていました（高瀬悦子「遺伝看護の可能性　遺伝看護の歴史を振り返る　看護職等の地域遺伝相談研究会の歩みを中心に」2001、『看護』53(1)：92-96）。「コメディカルスタッフのための遺伝相談セミナー」最終日には、毎回のように大倉氏が大福を参加者全員に一個ずつ差し入れたことから、「看護職等の地域遺伝相談研究会」は通称「大福会」として一五年間にわたり活動を継続しました。その活動記録は「大福会だより」として三七号まで作成され、全国の会員に配布されていました（この大福は岡埜栄泉総本家という上野に本店をもつお店の大福だったそうです）。保健師の参加が多かったこの研究会は、医療行政の変化により市町村保健師の業務が多忙を極めるようになったことなどの影響を受けて、継続・維持が困難となり、発展的解消となりました。その後は安藤広子氏、溝口光子氏、有森直子氏らが中心となった遺伝看護学会が二〇〇〇年に設立され、今に活動が引き継がれています。二〇一六年には日本看護協会による専門看護師の分野として遺伝看護が特定され、二〇一七年には遺伝専門看護師制度が誕生しました。

一方、日本人類遺伝学会でも、一九九一年から遺伝医学セミナーを開催しています。臨床遺伝医学の最先端の知識を学ぶ場となり、医師のみではなく様々な医療職が毎回沢山参加して行われています。

（5）臨床遺伝専門医制度・認定遺伝カウンセラー制度の誕生

厚生労働省から遺伝の専門家に関する資格統一の要請があり、一九九八年一二月の、先述した「遺伝医療システムの構築と運用に関する研究」の古山班での会議で両学会は議論の末、互いの立場を認めてそれぞれの特長を生かしながら、遺伝医療に関する専門家を協力して養成していくことで合意しました。私も末席に列し、臨床遺伝の専門家として医師が満たすべき要件について、何度も議論が重ねられたことを記憶しています。このようにして一九九一年に開始された日本人類遺伝学会臨床遺伝学認定医制度と、一九九六年に開始された日本遺伝カウンセリング学会遺伝相談認定医師カウンセラー制度は、二〇〇二年四月一日より統一化され、臨床遺伝専門医制度が始まり、それの養成と認定には両学会からの委員で構成される委員会が行うこととなりました。この一本化には、古山班の存在が大きな貢献を果たしました。

このような中、進歩し続ける遺伝医学を熟知した遺伝カウンセラーの重要性の認識は、さらに高まり、日本遺伝カウンセリング学会及び日本人類遺伝学会の共同認定による認定遺伝カウンセラー制度も二〇〇六年からスタートしました。当初は既に様々な臨床の場で活躍していた人たちも認定するための暫定認定期間が設けられましたが、今では遺伝カウンセラー養成専門過程を設置した大学院を修了していることが、学会による認定試験の受験資格の要件となっています。二〇一七年現在、信州大学大学院、北里大学大学院、お茶の水女子大学大学院、京都大学大学院、千葉大学大学院、近畿大学大学院、川崎医療福祉大学大学院、東京女子医科大学大学院、長崎大学大学院、東北大学大学院、藤田保健衛生大学院、札幌医科大学院、岩手医科大学大学院及び新潟大学大学院の、全一四大学院に認定遺伝カウンセラー認定養成課程が開設されています。

2　出生前検査の方法

(1)　出生前検査とは

「出生前診断」「出生前検査」。いずれが適切な用語なのでしょうか？　ブリタニカ国際大百科事典によれば、「診断」とは「医師が患者の病状を検査、診察して行う医学的判断で、一般に改善、治療のための示唆、勧告、指示を含む。診断と治療は現代の臨床医学を支える二つの支柱で、それぞれが独立した学問の体系となっており、診断はそれ自身を一つの技術とみなしており、病名の決定だけではない」とされています。「診断」なのか「検査」なのか。そこに明確な線引きはできないと思います。ただ、本来医師は、問診、視診、触診、聴診などを踏まえて、画像検査や尿・血液検査等を経て「診断」に至ります。「治療」に結びつけるためには欠かせない過程です。しかし、出生前に行われる検査は多くの場合、超音波診断による「胎児の形態学的な検査」であったり、母体血や絨毛検査・羊水検査による「胎児の遺伝学的検査」であったりといった、胎児に関するごく一部の情報でしかありません。さらに後述するように「診断」を踏まえて「治療」に結びつけられるとも限りません。ＣＴ検査やＭＲＩ検査を「画像診断」と呼ぶように、「検査」と「診断」の用語の使い分けは明確なものではありませんが、ここではあえて「出生前検査」と

表２　出生前検査

検査方法		実施時期（妊娠週数）	結果までの時間	確定／非確定
侵襲的	絨毛検査	10 ～ 14 週	2 ～ 3 週	確定的
	羊水検査	15 週～	2 ～ 4 週	確定的
非侵襲的	母体血清マーカー検査	15（14）～ 21 週	7 ～ 10 日	非確定的
	超音波検査	11 週～	即時	非確定的
	母体血を用いた新型出生前検査（NIPT）	10（9）～	7 ～ 10 日	非確定的

呼ぶことにします。

出生前検査は「生まれる前に赤ちゃんの健康状態を知ること」というように定義できます。赤ちゃんの健康状態を知った上で何ができるかといえば、もしもお腹の赤ちゃんに何らかの病気が疑われた場合には、適切な分娩施設や分娩方法の選択と出生時の迅速な治療開始の準備をしたり、理想的には生まれて来る前の赤ちゃんに胎児治療を施したりすることができるかもしれません。しかし、残念ながら、生まれる前の赤ちゃんに治療が可能な疾患はごくごく限られています。たとえば、双胎妊娠の場合に二人の赤ちゃんが胎盤を共有する際に起きる「双胎間輸血症候群」に対して、子宮内に内視鏡を挿入して病気を起こしている血管を焼灼するレーザー治療などは、比較的確立されつつある治療法ですが、それでも対象は限られています。もしも赤ちゃんに治療困難、治療不可能な病気が見つかれば、「赤ちゃんを迎える準備をどのようにするか」、妊娠の早い時期に見つかった場合には「妊娠継続をあきらめるのか」という選択肢が待っています。

検査法は、染色体検査・遺伝子検査・遺伝生化学的検査などにより胎児の遺伝的情報をみるための確定的検査法と、遺伝的情報を推定するだけの非確定的検査法に分けられます（表2）。前者は羊水や絨毛などの胎児細胞や組織を採取する必要があり、採取した細胞や組織を用いて、胎児の遺伝学的情報を得ることができますが、胎児にとっては流産や死産の危険性を伴う侵襲的な方法です。こうした胎児へのリスクを回避するために開発されてきた方法に後者の非確定的検査があり、胎児には侵襲を伴わない方法で行われます。

（2）出生前検査の方法

①羊水検査法

羊水検査法は、妊娠一五週以降に経腹的に羊水を採取する方法です。染色体分析の場合は、約二〇ミリリットルを採取して、そこに含まれる多くは胎児の皮膚から剥がれ落ちた胎児由来の細胞を培養して増やし、分析します。血液などと異なって、羊水中の細胞数が少ないために、細胞を分析可能なまでに増やす培養に一〇日前後を要するため、検査をしてから結果がでるまで二〜四週間程度を要します。羊水検査の合併症として最も頻度が高いのは、穿刺孔からの羊水流出によると考えられる破水で、百分の一程度の頻度と考えられています。安静と薬物投与によって回復することも多く、入院加療が必要になります。破水後の流産や羊水穿刺に直接起因する流産や死産を合わせた頻度は、およそ五百分の一〜三百分の一といわれます。妊娠一五週未満に行う早期羊水穿刺や経腟的羊水穿刺は、その安全性が確認されていないことから標準的な検査方法とされていません。

②絨毛検査法

羊水検査よりももっと早い時期に胎児の遺伝的情報を得る方法として、絨毛検査法があります。これは、妊娠一〇週以降が実施可能時期ですが、早い時期に行うことによる胎児四肢異常や流産などの合併症を避けるためにそれぞれの施設で実施時期は調整されているようです。妊娠一四週ごろまでに行われることが多く、経腹的もしくは経腟的に胎盤絨毛を採取します。羊水検査に比べると検査時期が早く、得られる細胞量も多いため細胞培養の必要性がなく、結果が早く得られるという利点があります。一方で、胎盤絨毛は母体組織に隣接しているため母体組織混入の危険性があったり、胎盤の染色体と胎児自身の染色体が一致しない胎盤モザイクの問題があったりという検査の限界も理解しておく必要があります。この検査による流産の可能性は、羊水検査よりやや高いか同程度という報告や、一～三パーセント前後という報告もありますが、手技に習熟する必要があり、日本では実施している施設は羊水検査に比べて圧倒的に少なく、一部の施設で集中的に行われているという現状です。

③母体血清マーカー検査

上記の羊水や絨毛を用いた検査法が胎児に侵襲を伴うことを避けるために発達してきた検査法の一つです。もとはといえば、無脳児や二分脊椎などの神経管閉鎖障害が多発していた英国北部で、胎児の神経管閉鎖障害を予測する方法として、この疾患をもつ胎児を妊娠している女性の母体血中のアルファ胎児由来蛋白（α -fetoprotein: ＡＦＰ）が上昇していることを妊娠期のスクリーニング法として用いていました。そのような中、ダウン症候群の児を妊娠している女性では、むしろＡＦＰ値が低くなることが注目されて開発されたスクリーニング法です。ＡＦＰの値は妊婦さんによるバラツキが大きく、正規分布にはならないために、ＡＦＰ単独ではなく、ダウン症候群の児を妊娠している場合に上昇するヒト絨毛ゴナドトロピン、低下する非抱合型Ｅ３ホルモン、上昇するインヒビンＡというホルモンやタンパク質を測定し、さらに母体体重や妊娠週数、家族歴などの情報を加えて、「胎児が21トリソミー（あるいは18トリソミー）である可能性」を確率で表し、さらに神経管閉鎖障害の可能性が高いかどうかを示す検査法です。

妊娠一五週から二一週（検査法によっては妊娠一四週から可能）に妊婦の採血をし、一週間から一〇日程度で検査結果が判明しますが、この結果は、「一二分の一」「六三二分の一」「一五〇〇分の一」などの「確率」として示され、確定診断には至れません。したがって、染色体異常があるか否かを診断するためには、侵襲的な羊水検査などを実施する必要があります。日本産婦人科学会の「出生前に行われる検査および診断に関する見解」では、母体血清マーカー検査の結果説明にあたって「単に『スクリーニング陽性、陰性』と伝えるような誤解を招きやすい説明は避け、わかりやすく具体的に説明する」と明示されていますが、検査会社によっては、「カットオフライン」を設けて、それより確率が低ければ「陰性」、高ければ「陽性」という検査結果の提示をしているところもあります。

こうした確率で検査結果を提示することは、時に理解を得ることが難しいと感じられる場面に遭遇することもあります。検査の前に、「こちらから、『確率が低い』『確率が高い』という線引きはしませんので、あらかじめご自分たちで、どのような結果だったらその後の羊水検査を受けるかどうかなどを考えておいてください」と説明していても「高いとか低いとかはいえないんですよねえ。わかります。でもこれって、確率が高いのでしょうか？」と聴かれてしまうことも稀ではありません。「五〇分の一」といえば、一般頻度の「一〇〇〇分の一」よりもかなり高いかもしれませんが、「赤ちゃんがダウン症候群である可能性は二パーセント」「九八パーセントはお腹の赤ちゃんはダウン症候群ではない」というのと同じことです。表し方によって数字のもつ印象は異なるかもしれません。こうした数字を伝える時には、複数の伝え方でその数字のもつ意味を伝える方がよいでしょう。当然のことながら、「八〇分の一、一・六パーセントの可能性」であっても羊水検査でダウン症候群であると確定されることはあるわけですし、「二分の一」であっても検査をしたら正常核型であったということは実際にあることです。

④超音波検査法

妊婦健診の中で超音波検査法は、今や欠かせない存在です。妊婦健診を受けて出産に臨む妊婦さんで、一度も超音波検査を受けていない人は今の日本ではおそらくいないと思われます。妊娠経過が順調かどうかを診るためには、まずは子宮内の適切な位置に着床していること、児心拍の有無を見て児の生存を確認すること、児の数を確認することが必要です。また最終月経を起点とした分娩予定日の算出は、月経周期二八日型の人、つまり月経開始日から一四日後に排卵し受精が起こったことを前提としていて、これは必ずしもすべての人に当てはまらないために、個体差がほとんどない妊娠八週から一一週のころの胎児の頭臀長（crown-rump length：ＣＲＬ）を測定して妊娠週数を算出し、分娩予定日を確定する必要があります。子宮筋腫や卵巣嚢腫などの母体合併症の有無を確認し、妊娠経過に伴って、児の発育が順調か、出生後すぐに対応を要するような児の形態異常がないかどうか、児の well-being（胎児が元気にしているかどうか）

を確認するためにも超音波検査は欠かせないものとなっています。

こうした胎児評価をする中で、必ずしも「児の病気」を意味するとは限らない様々な所見を得ることにより、胎児がダウン症候群であるかどうかを評価する「遺伝学的超音波検査（genetic sonography）」と呼ばれる方法があります。よく知られている妊娠一一週から一四週にみられる胎児の後項部肥厚（Nuchal Translucency: NT）もその一つです。その他、妊娠第2三半期に認められる、胎児鼻骨の低形成（ダウン症候群の方の鼻骨の形を反映しています）、高輝度腸管像（赤ちゃんの腸管が超音波で白っぽく見えるのですが、生まれてみると何も症状がありません）、軽度の腎盂拡大（高度な拡大は尿の流れが停滞する「水腎症」を意味しますが、軽度の拡大は機能的には何も問題がありません）、短めの上腕骨や大腿骨（ダウン症候群の赤ちゃんは背が低い傾向にあることを反映しています）、心臓内高輝度超音波像（心臓内に「白く光る点」として認められますが病的な意義はありません）、脈絡叢嚢胞（側脳室内にあって、脳脊髄を環流する髄液を作る脈絡叢に一時的に認められる液体が貯まった袋のような構造）、三尖弁逆流（心不全を起こすほどのものではありません）や静脈管の血流異常など、ソフトマーカー（それ自体は病変を意味するわけではないが、染色体異常をもつ胎児に認められる身体的特徴）と呼ばれる所見を基にして、胎児が染色体異常である可能性を推測する方法もあります。これらは染色体異常がない児にも認められることがある所見ですが、複数の所見があると児に染色体異常がある可能性が確率的に高くなることを利用しています。このような方法は、胎児の染色体異常の有無に標準を合わせているという点で、通常の妊婦健診で行う超音波検査とは異なり、検査前に十分な遺伝カウンセリングが必要とされます。

先の母体血清マーカー検査とこのような超音波スクリーニングを組み合わせることで、更に染色体異常の有無の推定の精度をあげる方法（combined 法、integrated 法）もあります。

⑤無侵襲的胎児遺伝学的検査法（Non Invasive Prenatal genetic testing: NIPT）

母体の血液中に胎児成分が入り込むことがあることは、ずっと以前より知られていた事象です。胎児は胎盤を通して母体から酸素や栄養を得ていますが、胎盤の中で母体血と胎児血は膜を介して接しているだけで、混じり合っている訳ではありません。しかしながら、胎児の成分が母体血中に入り込む病的な現象である母児間輸血症候群や羊水塞栓症は母児の生命を脅かす重篤な状態です。このような病的な状態でなくても、胎児細胞が母体血中に入り込み、しかも数年にわたって存在することは以前より知られていました。この細胞を用いて胎児の遺伝学的な情報を得ようとする研究は長い間行われてきました。ただ、妊娠の第1三半期には一〇万個の有核細胞に一個、妊娠末期には一万個の有核細胞に一個程度の胎児細胞があるだけで、その量が少ないことが大きな問題でした。そんな中、一九九七年に母体血漿中に胎児のＤＮＡがあることをLo 博士らが発表し、母体血漿中には妊娠五週から遅くても九週までには胎児のＤＮＡ断片が出現し、その半減期は数分間と存在期間が短く、しかも母体血漿中ＤＮＡ断片の三〜一五パーセントを占めることがわかってきました。母体血中にはもともと細胞のアポトーシスに伴って細胞核内から放出されたＤＮＡ断片が存在しますが、胎盤内の絨毛のアポトーシスにより、胎児ＤＮＡ断片が母体血中に紛れ込むと考えられています。存在期間が短いことは、過去の妊娠に影響されず、今回の妊娠に特異的な情報を得ることが可能であることを意味します。また検体量が豊富であり、必ずしも母体のＤＮＡ断片から分離しなくても解析が可能となります。更に「次世代シークエンサー」と呼ばれるＤＮＡ解析器の登場により、短時間で大量のDNA断片の解析をすることが可能となりました。この技術を用いて開発されたのがNIPTと呼ばれる無侵襲的胎児遺伝学的検査法です。

この検査では、母体血漿中のDNA断片の塩基配列を解析して、その断片がどの染色体由来かを判別し、すべてのDNA断片の由来染色体を決定します。その中には胎児由来のDNA断片が含まれており、いずれかの染色体のトリソミーの児を妊娠していると、そのトリソミーの染色体由来成分が多くなります。このことを利用して胎児の染色体数異常を推定します。また、母児間にある一塩基多型の違いを利用して、胎児の染色体数異常を推定する方法も用いられています。

精度が高いとはいえ、確定検査ではないので、様々な要因で偽陽性が出現することがあります。通常は胎盤と胎児で染色体構成は同じなのですが、中には構成が異なる胎盤モザイクが存在する例もあり、この場合はNIPTの結果に影響を与えます。また母体が染色体異常を有していたり、悪性腫瘍を合併している、あるいは骨髄移植後であったりするとやはり結果に影響が出ます。さらには多胎一児死亡、提供卵による妊娠、近親婚である場合なども結果に影響を及ぼしかねません。また、胎児成分が少ないためか、解析が不能な例（〇・一～七パーセント）もあります。

現在の日本では「臨床研究」という位置づけで日本医学会に申請をして遺伝カウンセリングの体制が整っている限られた施設で、13、18、21番染色体の異数性のみを対象にした検査として行われています。

⑦確定検査と非確定検査

胎児の染色体を調べる方法として、絨毛検査や羊水検査は染色体を直接調べるので「確定検査」。一方、母体血清マーカー検査や超音波検査、ＮＩＰＴは染色体異常の可能性を「推定」する「非確定検査」です。

ＮＩＰＴは患者が正しく患者と診断される確率（Sensitivity　感度）、あるいは患者でないひとが患者でないと診断される確率（Specificity　特異度）ともに九九パーセント以上であることから、当初は「精度九九パーセント」と大きく報道されました。二〇一二年八月二九日の読売新聞では「妊婦血液でダウン症診断　国内五施設　精度九九パーセント　来月にも」と大きな見出しの記事になり、あたかもこの検査で「陽性」と出れば九九パーセントの確実性で胎児が21トリソミー、すなわちダウン症候群かどうかの診断ができるような各メディアの報道でした。しかし、感度、特異度が九九パーセント以上であっても、陽性的中率すなわち検査結果が「陽性」と出た時に本当に胎児が21トリソミーである確率は九九パーセントではありません。陽性的中率は、検査を受ける人がもともともっている事前確率（たとえば母体年齢によるダウン症候群のこどもが生まれる確率の違い）により左右されます。たとえば一般頻度では一〇〇〇人に一人の赤ちゃんにダウン症候群の赤ちゃんが生まれます。この集団の人がＮＩＰＴで「陽性」と出ても、実際にお腹の赤ちゃんがダウン症候群であるのは約半数程度です。一方で一〇〇人に一人がダウン症候群である集団にある人（四〇歳の妊婦さんでの確率に相当します）がこの検査を受けた場合には、「陽性」と出ると九割程度の人が実際にお腹の赤ちゃんが21トリソミー（ダウン症候群）なのですが、逆に一〇人に一人は「陽性」と出ても赤ちゃんはダウン症候群ではないということになります。一方で、検査が「陰性」と出た時には赤ちゃんがトリソミーである可能性は九九パーセント以上で否定されるという特徴もあります（図１）。

ＮＩＰＴは日本では臨床研究の枠組みの中で、13、18、21番染色体の数的異常のみを対象としていますが、海外では性染色体の異数性も診断されていますし、既に米国では染色体微細欠失症候群を対象にした

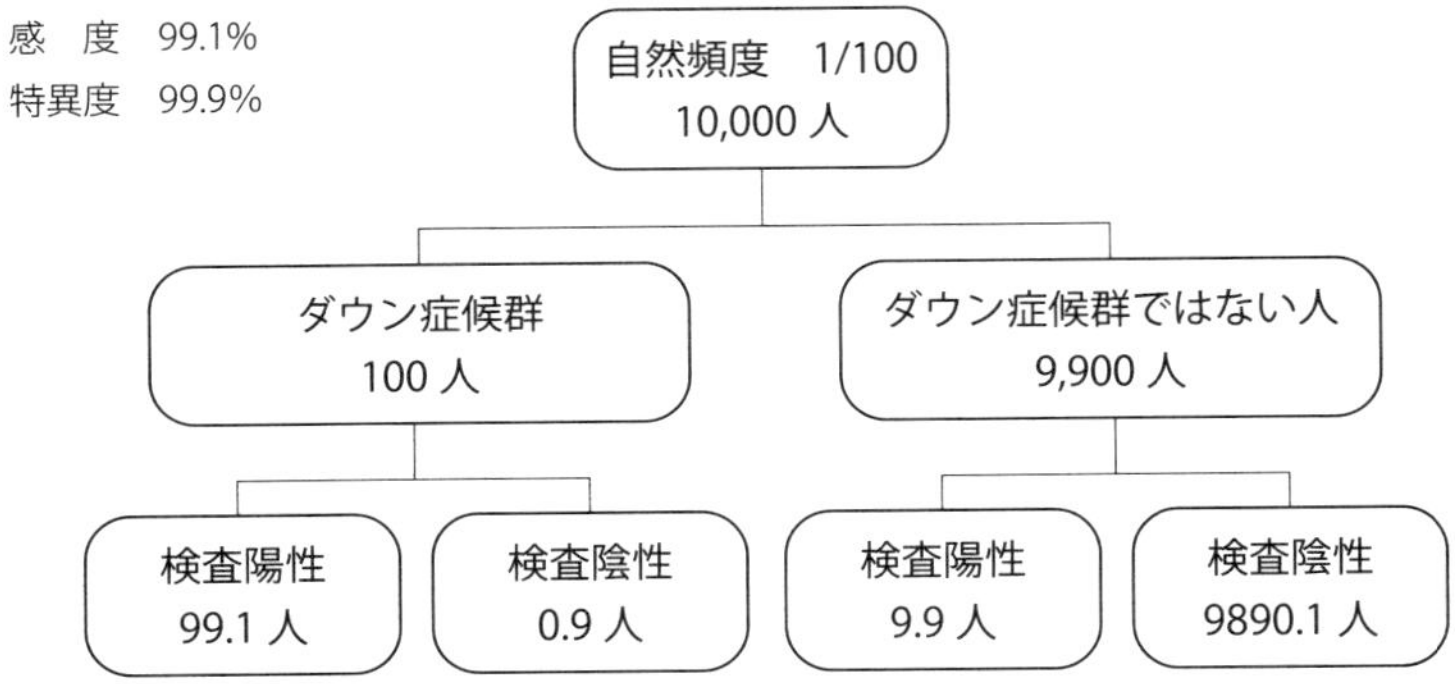

検査が「陽性」と出た人 109 人（99.1+9.9）のうち、実際にはダウン症候群でない人が 9.9 人すなわち約 1 割いる。
検査が「陰性」と出た人 9,899 人（0.9+9890.1）のうち、実際にダウン症候群でない人は 9,890 人すなわち 99.90%。

図 1a　スクリーニング検査

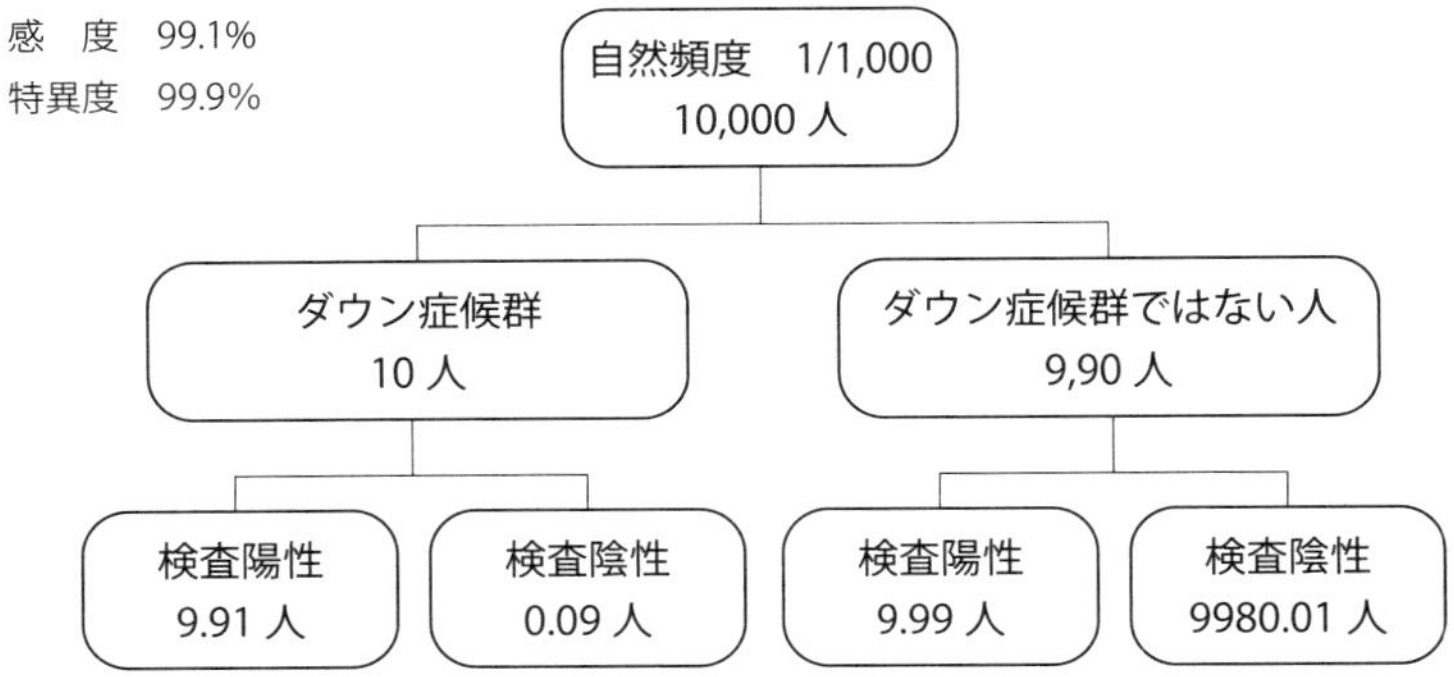

検査が「陽性」と出た人 20 人（9.91+9.99）のうち，実際にダウン症候群である人はその半分の 10 人だけ…。
検査が「陰性」と出た人 9,980.1 人（0.09+9980.01）のうち，実際にダウン症候群でない人は 9,980.01 人，すなわち　99.999%。

図 1b　スクリーニング検査

検査も実用化されています。このような疾患頻度が低い場合は陽性的中率がどの程度になるのかという問題もあります。

3 出生前検査に関する遺伝カウンセリング

赤ちゃんの生まれつきの病気、いわゆる形態異常を伴う先天異常は三〜五パーセント発生し、その原因は染色体の不均衡によるものが二五パーセント程度、単一遺伝子疾患によるものが二〇パーセント程度、薬剤や母体合併症、あるいは感染症によるものが五パーセント程度、残りの五〇パーセントが多因子遺伝、すなわち原因不明であるといわれています（図2）。染色体の不均衡にはダウン症候群であるとか、13トリソミー、18トリソミー、不均衡転座や、微細欠失、片親ダイソミーなどが含まれます。単一遺伝子疾患のなかには骨系統疾患や Waardenburg 症候群などが含まれます。心血管系の構造異常、口唇口蓋裂や神経管形成不全症は多因子遺伝に含まれます。

今まで述べてきたような一般的な出生前検査が対象にしているのはこの染色体異常です。なぜ染色体異常が検査対象になっているかというと、ダウン症候群の人が他の先天異常に比べて重篤だから……というわけではないと思います。一〇〇〇人に一人という比較的高い頻度で生まれてくるということと、単に検査法があるから……というのが理由でしょう。

特にＮＩＰＴが開始されて以降は、いろいろなところで遺伝カウンセリングが大事といわれていますが、

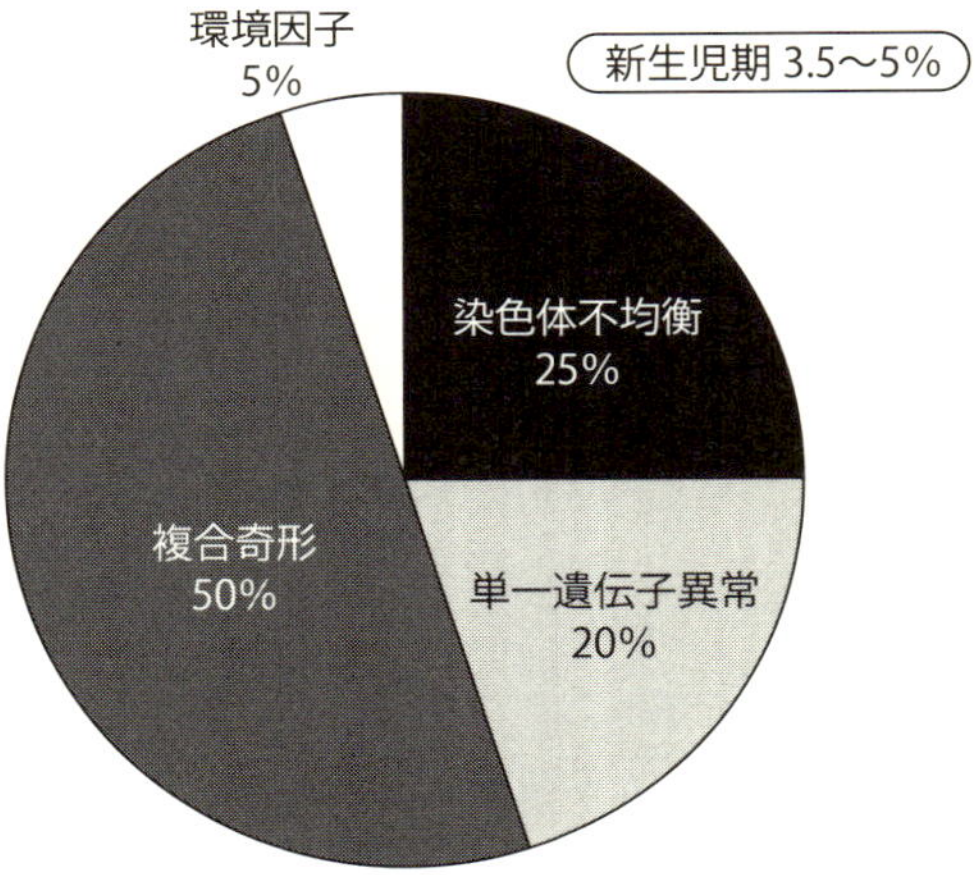

グラフ：Thompson & Thmpson: Genetics in Medicie 7th.ed

図２　先天異常

では遺伝カウンセリングとはどのようなものなのかはあまり理解されていないように感じます。アメリカの遺伝カウンセラーの学会では「遺伝カウンセリングは、疾患に対する遺伝学的寄与のもたらす医学的、心理的、家族的影響に対して、人々がそれを理解し適応していくことを助けるプロセスである」と定義されています。「プロセス」というのは、なかなか理解しにくいかもしれません。様々な価値観、様々な家族背景、様々な考え方をもつ人たちが、遺伝疾患についての理解を深め、自身に合った選択肢を自らが選んでいく過程を支援するということでしょうか。

出生前検査の方法にはどのようなものがあって、それぞれの検査の手法や手順、検査によってわかることはどんなことでわからないことはなにか、その精度や副作用はどんなものか、これを説明するというのが遺伝カウンセリングかというと、これは検査に関するインフォームドコンセントでしかありません。遺伝カウンセリングでは、その人の家系図を描きながら、家族背景を知ることでその人がどのようなリスクをもっているかの評価をし、どのような契機で何を期待して検査を受けようとしているのかを知る必要があります。そして先天異常にはどんなものがあり、検査の対象となっているダウン症候群をはじめとした染色体異常はどんな状態で、その人たちがどんな生活をしているのかを含めてその原因や自然歴、合併症、社会的資源はどんなものがあるか、さらに検査の結果を得た後での選択肢、妊娠を継続するのか、中断するのか、中断するとすればその方法はどのようなものなのかまでも説明が必要でしょう。検査を受けることにどんな不安があり、受けないことによる不安はどんなことなのか、それらを踏まえて検査を受けるかどうかという決定を支援し、検査をした後には結果を正しく説明し、選択肢を決めるサポートをしていくということが必要です。そしてそれらは、正確で最新の医学的情報に支えられた、わかりやすい説明である必要があります。さらには、検査を経て妊娠を継続するにしろ、中断するにしろ、いずれの選択をしても継続した支援が必要であると考えます。人工妊娠中絶を選択された場合には、外来を経て入院して分娩し、退院に至るまでには様々なスタッフが関わることになりますが、そのスタッフ間の連携がうまくいくように、その人がどのような背景、状況で人工妊娠中絶を選択されたかということの情報共有ができるようにすることも遺伝カウンセラーの役割の一つでしょう。検査を受けても受けなくても出産に至るまで見守る視点も必要です。中には検査で異常がなくて、妊娠を継続された方から、染色体異常以外の先天異常をもった赤ちゃんが生まれることはあります。こうした場合の母親や家族の気持ちは複雑かもしれません。「なぜ、出生前検査まで受けたのにこういう病気になってしまったのか」と混乱されていることは稀ではありません。そのような場合も改めて、病気の原因はなんなのか、出生前検査との関連を整理し、今後の治療、療育に関して話をする場が必要になります。

遺伝カウンセリングは、指示や説得をする場ではありません。ましてや人工妊娠中絶を思い留まらせるためのものでもありません。時にはカウンセラーの価値観や倫理観とは異なる選択をされる人もいます。たとえば、検査を受けようと思うのは本当に貴女の意思ですか？　家族の意思ですか？という整理をすることもあります。「自分は受けたくはないのだけれど、家族の意思が強いから……」という人に対して「貴女自身の意思が大事なのです。それでは貴女の自律性が保てないではないですか」などということはありません。誰の意思なのかを問いかけることによって、本当にそれでよいのかどうか、立ち止まって考えて欲しいとは思っても、ご本人が家族の意思に押されて検査を受けたいといわれるのであれば、検査を受ける選択をサポートします。その人がその家族と共に生きて行く、その中での判断を尊重します。生命倫理論を振りかざしたり、持論を展開したりする場ではありません。

聖路加国際病院（図３）では、妊婦健診を受けに来る人には、全員に「出生前検査を受けようかな、話を聴いてみたいと思う人はご自分で遺伝カウンセリング予約をしてください」という案内をしています。遺伝カウンセリングの予約が入ると、あらかじめカウンセラーが事前に連絡をして家族歴や検査に何を期待しているのかなどの簡単な情報を収集します。その後実際に遺伝カウンセリングに来ていただいたときには、まず認定遺伝カウンセラーがお会いして来談動機を確認し、詳細な家族歴をとり、問題点を整理して、検査についての大まかな説明をした後で、説明の部分は改めてパソコンでの図と音声によるパワーポイントファイルを視聴してもらうことにしています。パワーポイントファイルの内容と同じパンフレットもお渡しします。その後で臨床遺伝専門医が、原則として遺伝カウンセラーと共に面談をして、検査の理解度を確かめ、疑問点を明らかにし、検査を受けるかどうかの選択を支援します。検査を受けるときはま

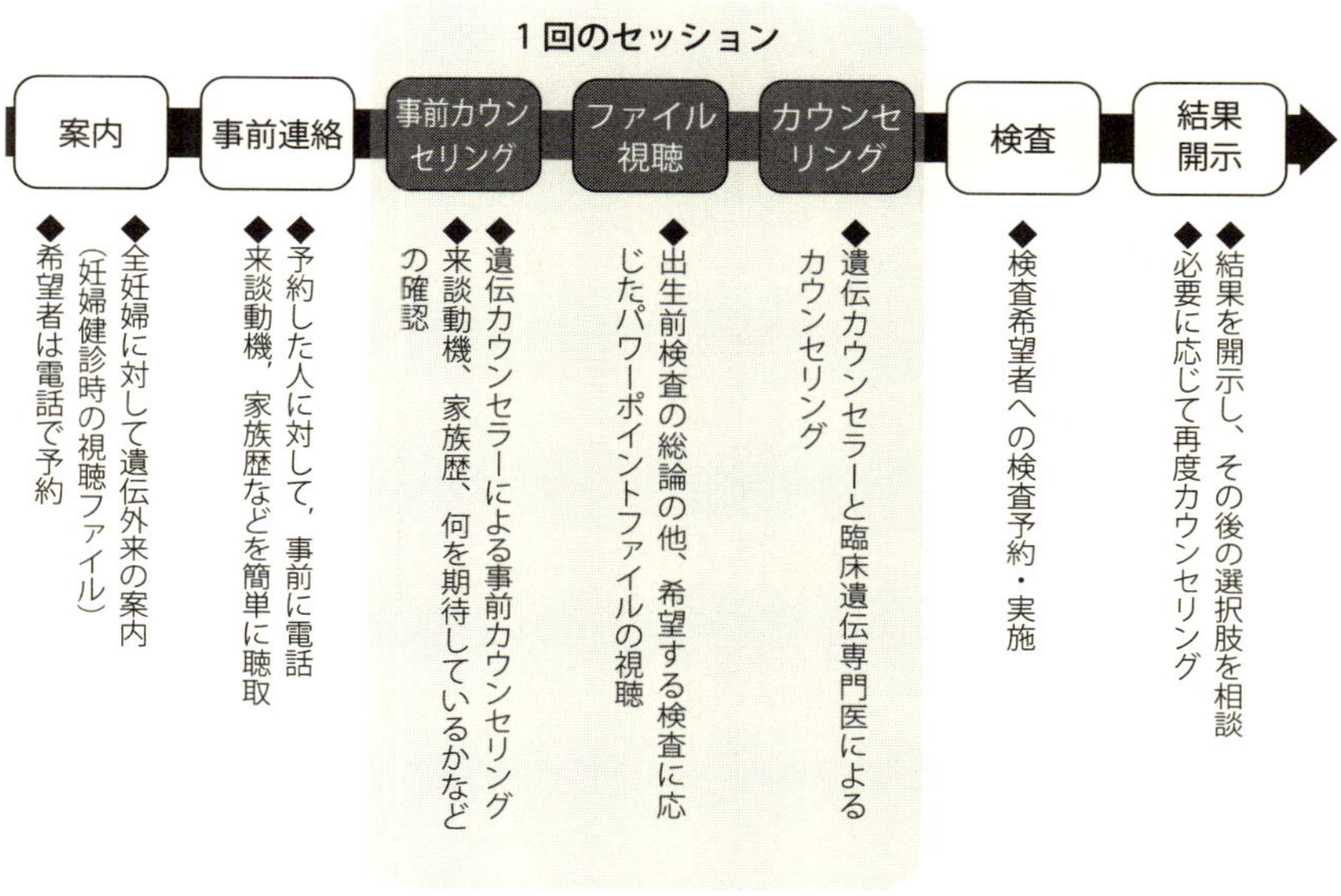

図 3a　出生前検査の遺伝カウンセリング

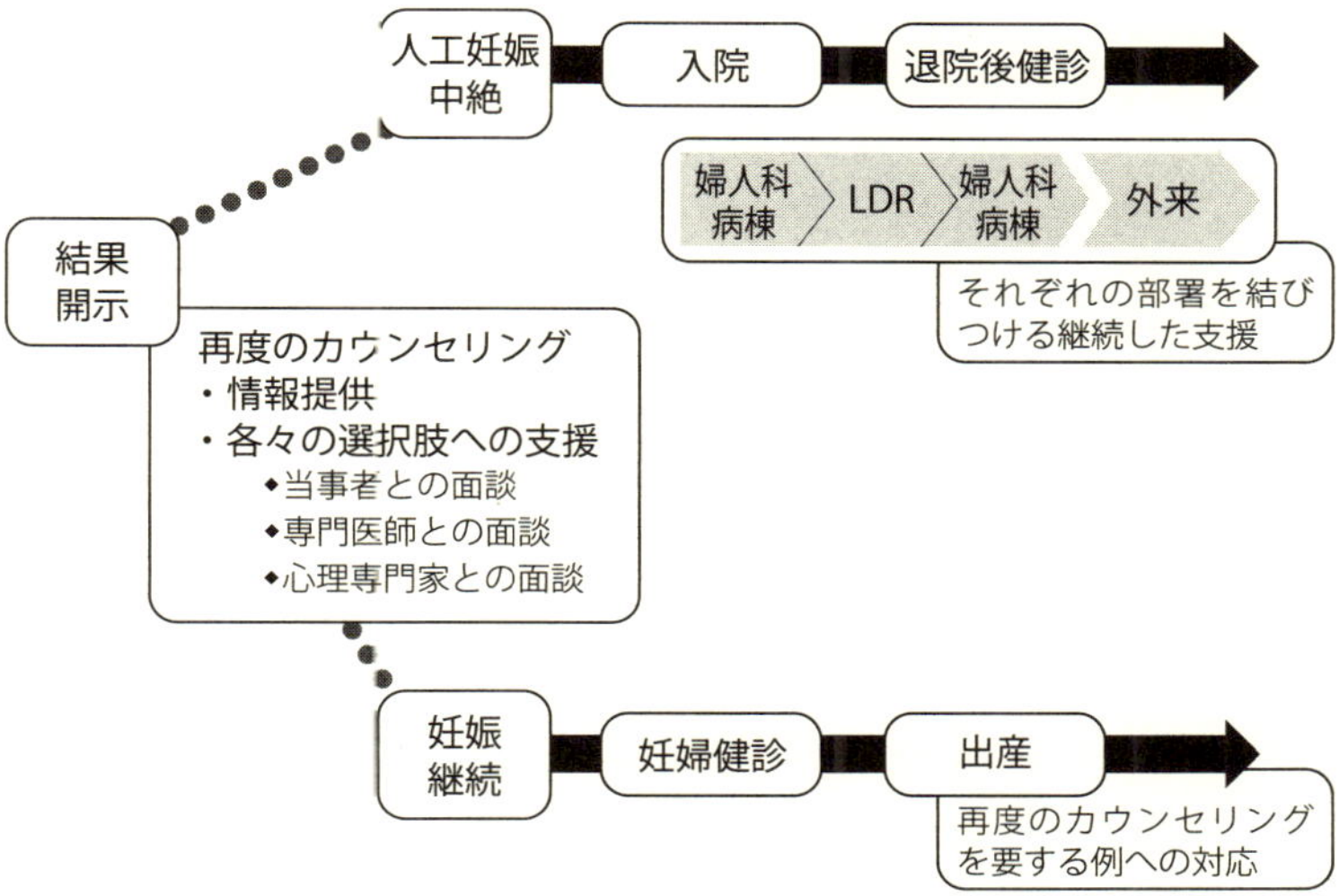

図 3b　出生前検査の遺伝カウンセリング

たあらためて来院していただくことになります。結果を開示したときには、必要であればあらためてカウンセリングをします。どういう選択をしてもサポートをしていくという姿勢が大事です。限られた時間の中で、実際にそれらすべてをどれだけ伝えられているかというと、なかなか難しいところもありますが、少なくても誤った知識の中で選択することがないようにしたいと思っています。

実際に接していると、「誰もが受けるべき検査と思っていた」「もっと単純なものだと思っていた」といわれることも稀ではありません。「知的障害＝ダウン症候群」という誤解をしていたり、すべての先天異常を調べることができる検査と思われていたりすることもあります。インターネットなどの情報源は豊富ですが、情報過多の中にあってかえって混乱されていることも少なくありません。こちらが思わぬような誤解を抱えていらっしゃることもあります。

遺伝カウンセリング後に検査を受けないことを選んだ人、受けることを選んだ人、それぞれの理由は様々です。受けることを選ぶ人の動機は「ただ心配だから」という人から「障害のある子は絶対に困るのでできることをやりたい」「検査する方法があるのに受けないでいるのは考えられない」「親の介護があるから」「人工妊娠中絶までは考えていないけど、知って準備をしておきたい」「上の子がダウン症候群で、この子が可愛くて仕方がないのでこの子の療育に専念できるように次の子は健常児であって欲しい」などの理由をいう人もいます。一方で、「上の子がダウン症候群で、この子が可愛くて仕方がないのでこの子と同じ子を中絶は出来ないので受けません」という選択をする人もいます。それぞれの家族、価値観、生活の中でその人がその人らしい選択をできるようにすることが大切です。

検査の結果で人工妊娠中絶を受けることを選んだ人の場合には、赤ちゃんとのお別れの仕方についてもお話をします。赤ちゃんに会うのか会わないのかを考えてもらい、赤ちゃんの棺に入れられるものをご案内し、お骨はお墓に入れずにお家にしばらく置いている人もいることもお伝えします。自らの意思で中絶を選んだとはいえ、ほとんどの人は赤ちゃんとの面会を希望されます。小さな赤ちゃんのおくるみや棺の中に入れるおもちゃや家族の写真を準備される人もいます。中絶手術後の外来でも遺伝カウンセラーが面談し、必要に応じて精神的なサポートを提供できるようにします。検査で赤ちゃんの病気がわかった上で妊娠継続をご希望される時には、家族の希望に応じて小児科医師の話や当事者との面談も設けるように準備しています。

4　勉強会の開催

ＮＩＰＴはその検査法の簡便さ・精度の高さにおいて、それまでの母体血清マーカー検査や超音波検査によるスクリーニング法とは次元の異なる問題を引き起こしかねない検査法です。同じように母体血で検査する母体血清マーカー検査は、お腹の赤ちゃんがダウン症候群である確率を計算する方法ですが、母体血液の測定項目以外にも母体体重や妊娠週数などの産科的情報が必要です。超音波検査によるスクリーニングには産婦人科の診察を受けなければなりません。

ＮＩＰＴでは正確な妊娠週数などの産科的な情報は何も必要がなく、ただ採血をして血液を提出するだけで、胎児の遺伝学的情報をかなりの精度で知ることが可能です。産婦人科医でなくても、出生前検査が可能となる方法です。さらにこの方法では、胎児の全ゲノム情報を知ることも可能です。すでに研究レベルではそうした試みも行われています。つまり、母体の血液さえ提出すれば、高い精度をもった胎児の遺伝学的情報を知ることが可能になったわけで、「パンドラの箱を開けてしまった」といわれるほどに従来の方法とは異なる次元の問題をもたらしかねません。

こうした検査法が実際に日本でも提供されるようになり、否応なくＮＩＰＴと向き合わなければならない時代を迎えて、私は出生前検査をこれからどう考えればいいのだろうと途方に暮れる思いでした。日本では、安易に検査が提供されて混乱が生じることを避けるために日本医学会に申請して行う「臨床研究」という枠組みで、限られた施設で提供される形で始まりました。当時、アメリカですでに始まっていたこの検査を受けられるようにするために、どこかのクリニックと提携して血液をアメリカに送るサービスや、ＮＩＰＴを受けるために妊婦をグアムやハワイに連れて行くツアーを企画した会社がありましたが、医学会からの強い申し入れにより、いずれも断念されたようです。

どう向き合うかを考えた時、勉強会を主催することを思いつきました（「はじめに」の５ページ参照）。まずは二〇一二年一〇月に「ＮＩＰＴ」がどんな検査なのか、マスコミ報道で過熱した「九九パーセント問題」を振り返る意味も含めて、勉強会を開催しました。一〇〜二〇人程度での勉強会を予定していたのですが、予想を上回る一〇〇人以上の申し込みがあり、この検査の普及に危機感を覚えた人たちの熱気が感じられる会となりました。聖路加国際病院遺伝診療部主催の勉強会を何度か行う中、二〇一三年秋に行った「ＮＩＰＴをどう考えるか」という討論を目的とした勉強会では、時間不足で討論が出来ず、その悔しさから関西でも行おうと奈良東大寺の境内で「奈良会議」を行いました（経緯は「はじめに」に記しました）。ここでは「生まれてくる子が健康であってほしい」という気持ちと「健康な子でなければ産みたくない」という気持ちとの距離について議論が盛り上がりました（詳細は他稿に譲ります）。そんな活動の中、この本の編者の玉井真理子さん、坂井律子さんと話し合い、坂井さんがフランスでの取材で出会った、出生前検査がスクリーニングとして行われているフランスで出生前検査に慎重な姿勢をとっている産婦人科医パトリック・ルブラン先生をお招きしての講演会を開催しよう、ポケット・マネーでも招請しようということになりました。無謀ともいえる三人の企画に多くの方が協力してくださり、二〇一五年五月、聖路加国際大学アリスC・セントジョンズメモリアルホールと京都大学芝蘭会館での講演会を開催できました。よく「欧米では……」「諸外国では……」というくくりで、あたかも日本のあり方が遅れているかのような語られ方をします。しかし、出生前検査を妊婦全体（対象は希望者ということになっていますが）に公費でスクリーニング検査として提供している「先進国」フランスでも、必ずしも検査の意味を理解して妊婦さんが受けているわけではないこと、すなわち「自律性」がどこまで担保されているのかは心許ない状況かもしれないことを学びました。詳細は玉井真理子さんの章を参照してください。こうした流れの中、やはり日本の遺伝相談、出生前検査の歴史を見て来た先達と共に過去を振り返りながら、今後の将来を考える必要があるということで聖路加国際病院遺伝診療部の一〇周年記念として「出生前検査　受ける・受けない誰が決めるの――遺伝相談の歴史に学ぶ」を開催しました。

5　今歴史を振り返る意味

侵襲的な方法から、より侵襲を伴わない方法によって胎児の遺伝学的な情報を得ようと発達して来た出生前検査の方法に、ＮＩＰＴという「簡便さ」「精度の高さ」が格段に進歩したものが登場したことによって、今、出生前検査のあり方が大きく変わりかねない分岐点に立っているといえるかもしれません。母体の血液採取により、胎児の全ゲノム情報、すなわちどんな遺伝子をもっているのかを見ることすら可能であるこの方法にどう向き合えばよいのでしょう？　遺伝子を知ることで「より完璧な」子どもを選ぶ時代になるのでしょうか？　発達遅滞を起こすような染色体異常の子どもは 排除する？　成人期まで生きられない神経筋疾患を発症するような子どもは排除する？　大人になってがんを発症するような子どもは排除する？　糖尿病との関連がいわれている遺伝子の変化がある子どもは排除する？　自閉症とのリスクがいわれている遺伝子変化がある子どもは排除する？

そんなふうに子どもが選べるとしたら……どうしますか？？？　一九九七年のアメリカ映画「ＧＡＴＴＣＡ」の世界では、遺伝子により「優秀」な人を選別する近未来が描かれています。こうした「遺伝子による選別」が決してＳＦの中だけの話ではない……そういう現実をＮＩＰＴにより突きつけられることになったのです。本当に「子どもを選ぶ」ことがその家族の、人類の幸せに繋がるのでしょうか？　かつて、「優秀な子孫を残す」ために優生学が犯したのと同じ過ちを犯そうとしているのではないでしょうか？

今まで、「遺伝病」の原因とされる「遺伝子変異」は一対一の対応で考えられて来たのですが、遺伝学の発達に伴い、必ずしもそうではないことがわかってきました。従来の概念で「〇〇の遺伝子変化があれば必ず〇〇の遺伝病を発症する」と考えられていたのに、その遺伝子変化をもっていても発症していない人たちがいることがわかってきたのです。遺伝子と病気の関連は、実はかなり複雑なものであるらしいことがわかりつつあります。まだ目の前に存在していない「胎児」の遺伝学的情報を扱う際には、特に慎重に対処する必要がありそうです。

日本医学会は、臨床研究という形で、厳しい施設基準を課した遺伝カウンセリングの体制を整えた限られた施設で検査を提供するという指針を出しました。しかしながら「限られた施設で」「基準に相当する人だけ」が受けられるという状態は、かえって妊婦さんの焦燥感をあおり、検査を受けることが目的化してしまうような事態も起きました。このような臨床研究のあり方を見直して、もっと多くの施設でできるようにすべきだという意見は少なからずあります。産婦人科医療に関する産婦人科医の集団である日本産婦人科医会は二〇一四年に「NIPT基礎知識――一次診療施設のために」という研修冊子を発刊しています。その巻頭言には「この非侵襲的検査は、健康な児を産みたいと願っているほとんどすべての妊婦にとって、極めて有用な検査であることは、誰もが認めるところであり、現状の限られた条件の施設以外では実施が許されないことは検査を希望する妊婦に対して医学の進歩を教授できないことになるだけに、現状の検査の手続きは是正されることが望まれる」と書かれています。そして「日本産婦人科医会は、近い将来に医会会員の誰でもがこの検査法を希望する妊婦に対して、理想的な一次遺伝カウンセリングを行いうるように研鑽を積むことを目標にし、その結果、検査の意義と問題点を理解した上で検査を受けることに同意した妊婦がスムーズに検査を受けられるように便宜を図ることが現実的対応であると考えている」と書かれています。はたして本当に「健康な児を産みたいと願っているほとんどすべての妊婦にとって、極めて有用な検査であることは、誰もが認める」のでしょうか？　有用というのは誰にとって有用な検査なのでしょうか？　お腹の子どもが「障害」をもっていたら人工妊娠中絶を考えている妊婦にとってなのでしょうか？　あるいは日本社会にとってなのでしょうか？　「検査法を希望する妊婦」に対して行うといいながら「検査を受けることに同意した妊婦」というのは検査を勧めるというニュアンスは含まれていないのでしょうか？　本当に産婦人科医の多くがそのように考えているのでしょうか？

そして現実に今これを執筆している現在も、医学会の指針には従わず、希望する妊婦さんには誰にでも安く早く提供する、遺伝カウンセリングについては「万が一陽性の結果が出た場合には、現在の国内の指針をご説明差し上げた上、遺伝カウンセラーの紹介とカウンセリングを受けることを推奨する方針」ということを掲げて検査を提供する施設が存在しています。これは「希望する人に検査して何が悪い」とでもいうような、出生前検査の意味やそのもたらす影響を全く理解していない人たちによる暴挙であると考えます。

二〇一五年の第五一回日本周産期・新生児医学会学術集会では、「出生前診断と生命倫理　～ＮＩＰＴ時代とどう向き合うか？～」というシンポジウムが開かれました。参加者は約八割が医師（その六五パーセントが産婦人科医、三一パーセントが小児科医）、一割が看護師、遺伝カウンセラーも僅かにいるという割合でしたが、八〇パーセントが「ＮＩＰＴが今後もさらに普及していく流れは変えられないと思う」と答えました。一方、その対象疾患の拡大に関しては五四パーセントが「検査できるすべての疾患を対象とすべきではなく、疾患ごとに考えるべき」と答えました。またＮＩＰＴを含めた出生前検査に関しては、実施施設に関しては八一パーセントの人が「施設・受検者に関するガイドラインを遵守して慎重に行うべき」と答えています。

さらに進んで行くであろう出生前検査の技術とどう向き合うかを考えなければいけない時代となった今こそ、日本が歩んできた歴史を振り返ってみる必要があると思います。

第2章

出生前診断について考えたいこと

玉井真理子

1　わが子の健康を素朴に願う気持ち

多くの人は、おそらく、わが子は健康で生まれてきてほしいと願っているでしょう。それは、健康ではない、すなわち病気や障害（障がい・障碍）をもつということに、痛かったり、苦しかったり、そしてつらかったり、という状況を重ね合わせているからだと思うのです。痛い思い、苦しい思い、つらい思いはできるだけ少ないほうがいい、とたいていの人は考えます。そんな素朴な願いは、ごく普通のものとして、おそらく多くの人に共有されています。

そうである以上、選択的中絶（胎児の病気や障害を理由とした中絶）を前提とする出生前診断をホンネの部分では否定できないのではないか、という主張があります。

多くの人が、わが子は健康で生まれてきてほしいと願っているのであれば、そうした多くの人は、出生前診断を結局のところ肯定している。そして、診断のための検査を実は受けたがっている、というのです。あからさまにそのように口にしないのは、障害者の存在を否定していると批判されたり、ひいては障害者差別だと周囲から非難されたりすることをおそれてだったり、羊水検査による健常児の流産を心配してだったり、中絶そのものに対する恐怖感だったり、あるいは、自分だけはきっと大丈夫だろうという思い込み（あるいは思い込もうとする心情）だったり……。

このことをはじめて私に投げかけたのは、『ルポルタージュ出生前診断――生命誕生の現場に何が起きているのか？』（NHK出版、一九九九年）を著した坂井律子さんです。多くの人が健康な子がほしいと願っている以上、出生前診断を実は受けたがっている人が大多数のはずなのに、出生前診断は慎重にやるべきだとか、ましてや反対とか、いったい何をきれいごというのか。そんな意味合いのことを、著作執筆のための取材の過程で、ある著名な研究者から指摘されて坂井さんはたじろいだのだそうです。坂井さんからそのエピソードを聞いたときには、私もすぐに返答ができませんでした。

というのが、私の記憶なのですが、もしかしたら記憶は違っているかもしれません。坂井さんによる前述の著作を読み返してみても、ある研究者から指摘されたというくだりは明示的には描かれていません。そこで私は、思い切ってご本人に確認してみることにしました。坂井さんはやはり当時そのことが頭から離れなかったので、私（玉井）との間でも話題にしているはず、ということだけはわかったのですが、私の記憶にある「ある研究者」の名前を具体的に出してみても、状況はいまひとつはっきりしないままでした。

頭から離れなくなったのは、私も同様でした。出生前診断のことを四六時中考えているわけではなかったものの、出生前診断のことを考えようとすると、そのことがついてまわりました。あなただって健康な子がほしいと思っているでしょう、だったら（選択的中絶を前提とした）出生前診断を否定できないのではないか、と正面切って問われてたじろいだ経験をシェアしてくれた坂井さんの前で私も困惑し、困惑している自分に動揺したのを覚えています。以来、私は、それら困惑と動揺からしばらくの間逃れることができませんでした。

2　ホンネでは出生前診断を受けたがっている？

困惑と動揺を払拭してくれたのは、本書の著者のひとりでもある佐藤孝道先生です。孝道先生（いつもそのようにお呼びしているので、そのままにさせていただきます）は、坂井さんの著作と相前後して『出生前診断——いのちの品質管理への警鐘』（有斐閣、一九九九年）という著作を著している産婦人科の医師です。医学系のある学会か研究会 のシンポジウムで、同じシンポジストとして登壇することになった折り、私は孝道先生に先の疑問を投げかけてみました。孝道先生は、こともなげに（というのは、いささかオーバーな表現かもしれませんが）答えてくれました。「多くの人が健康な子がほしいと思っているからといって、多くの人が中絶してまで健康でない子を排除しようとは思ってないでしょう」と。一字一句違えずに記憶しているわけではありませんが、孝道先生はそのようにいいました。

シンポジウム開始直前だったか終了直後だったか、いずれにしてもあわただしい雰囲気の中だったことだけ覚えています。ことものなげにそのように口にした、というわけではないにしても、少なくともそこに逡巡は見てとれませんでした。いわれてみれば当たり前のことです。しかし、いわれなければわからないことがあるのです。

私は、孝道先生との短いやりとりのあと、わが子の健康を素朴に願う気持ちと、中絶してまで健康でない子の出生を回避しようとする気持ちは別物で、両者の間には相当な距離があるのだから、先に紹介した「誰でも健康な子を望んでいるのだから、誰でもホンネでは出生前診断を受けたがっている」という主張について、それは違うのだと思えるようになりました。

そして、そのことを、ある機会に口にしてみることにしたのです。それは、日本新生児医学会の学術集会（二〇〇一年七月）です。私は学術集会での小講演のための抄録を次のようにまとめました。

出生前診断には、狭義の出生前診断と広義のそれとがある。広義の出生前診断は、胎児や妊婦の健康管理のために行われ、分娩方法の選択や出生後の適切な医療的ケアに役立つものである。一方、狭義の出生前診断は、胎児異常を積極的に発見し、疾患のある児の出生を回避する（選択的中絶）ために行われるものである。しかし、両者の境界は曖昧になってきている。超音波画像診断技術の進歩により、胎児異常が偶然発見される機会は増えている。

こうした状況のなかにあって、女性たちは医療者に何を求めているのだろうか。医療者は女性たちの気持ちをどのように理解したらいいのだろうか。

第一に理解しなければならないのは、わが子の健康を素朴に願う気持ちと、胎児異常を積極的に発見し中絶しようと思う気持ちの間には相当な距離があるということである。望んだ妊娠である以上、「お腹の中で元気に育っている赤ちゃん」を中絶することに対する抵抗感は大きく、「障害を持った子どもはどうしても産みたくない」という気持ちがそれに勝らない限り、胎児異常を積極的に発見しようとは思わない。我が子の健康を素朴に願う気持ちを、狭義の出生前診断に対する動機と混同してはならない。

第二に、疾患のある児の出生直後の親の嘆き悲しみだけを根拠に、親の気持ちを判断してはいけない。どんなに重い疾患をもった児の親でも、多くは「この子がいてよかった」「この子の親として出会えてよかった」と思うようになるものである。

第三に、女性たちは、医療者の心ない一言に傷つくが、腫れ物に触るような扱いをされることでも傷ついている。伝えようとしているメッセージと、結果的に伝わってしまうメッセージは決して同じでないことに十分留意すべきである。

最後に、人間の気持ちは実に厄介で一筋縄ではいかないものであることを常に念頭においておく必要がある。また、博愛の精神に満ちた人が検査を受けない選択をし、障害者差別に凝り固まった人が検査を受ける選択をしているという、単純な図式も成り立たない。〔後略〕

抄録は「女性たち」になっていますが、正確には女性やカップル、要するに出生前診断を希望したり、明確には希望しないまでも、どうしたものかと思い悩んだり、あるいはもっと手前の段階で、生まれてくる子どもの健康状態を漠然と心配したりしている女性やカップルです。

そうした女性やカップルの心情を理解する際の一助となるように、ということを念頭に置いて、できるだけわかりやすく伝えようと三つのポイントでまとめたつもりだったのですが、いま読み返してみると、第一、第二、第三と果たして並列に並べていいものかどうか、やや疑問を感じる構成になってしまいました。むしろ、最後につけたしのように書いた「博愛の精神に満ちた人が検査を受けない選択をし、障害者差別に凝り固まった人が検査を受ける選択をしているという、単純な図式も成り立たない」が第三のポイントでもよかったのではないか、と反省しきりです。

抄録の構成の拙さはともかく、私が一番伝えたかったのは、第一のポイントである「わが子の健康を素朴に願う気持ち」と「胎児異常を積極的に発見し中絶しようと思う気持ち」との間の隔たりについてです。その点については、それなりの支持が得られたという感触がありました。新生児を専門とするある小児科の医師からは、「眼からウロコだった。学会の抄録に珍しくアンダーラインを引いて読みました」と、過分のコメントをいただきました。モヤモヤとしていたものを言葉にしてもらえて、すっきりしたというのです。

以来私は、出生前診断について講義や講演をする時には、ほぼ必ずこの点に言及するようにしています。

3 「健康な子がほしい」と「健康でない子はほしくない」の間

再び、坂井律子さんにご登場願うことにします。

一九九六年からの母体血清マーカーの登場を機に出生前診断関連の取材をはじめた坂井さんは、「誰だって健康な子を望んでいるのだから良いのだ」「市民はうけたがっている」（前出『ルポルタージュ出生前診断』一一頁）という一部の識者たちの見解に「もやもや」をかかえていました。そして、「みんな本当に受けたいのだろうか。できるなら赤ちゃんは健康で生まれてほしいという思いと、検査があれば受けて調べたいという気持ちはストレートに結びつくのだろうか」（前出書一一頁）という疑問をかかえて、取材のためにイギリスに飛ぶことになるのです。

貴重なイギリス取材の内容も含めて、彼女は先述の著作をまとめ上げることになるのですが、その著作の後半でははっきりと次のように書いています。

> 私は健康な子がほしいという気持ちと、検査を受けて選んで産みたいという気持ちの間には、距離があると思っている。（前出書二五六頁）
>
> 健康な子が生まれるのを祈ることと検査を受けることの間にはギャップがある。受けたい人もいるかもしれないが、みんな本当は受けたがっているという前提に基づいて医療の内容が決められていくことについては違和感がある。（前出書二七〇頁）

坂井さんがどのようなきっかけでそのように思うに至ったか、契機や経緯が細かく書かれているわけではないのですが、この二か所、とくに最初の記述（二五六頁）を読むと、「健康な子がほしい」「検査を受けて選んで産みたい」という二つの「気持ち」の間の「距離」という表現を使っているので、私が孝道先生から教えてもらったと思っていることは、もしかして坂井さんの受け売りだったのかもしれないという気もしてきます。

当時私は、母体血清マーカー検査が社会問題化していたともいっていい状況の中で、坂井さんとも孝道先生とも頻繁にやりとりをしていました。厚生省（当時）に厚生労働審議会先端医療評価部会の下部組織として「出生前診断に関する専門部会」が設けられたのは、一九九七年一〇月のことです。そして「母体血清マーカー検査に関する見解」としてとりまとめられたのが、約一年半後の一九九九年六月。先に紹介した孝道先生の著作『出生前診断』が出版されたのが一九九九年四月、これに対し、坂井さんの著作『ルポルタージュ出生前診断』が世に出たのは約二か月後の同年六月。まことに時宜を得た出版でした。

私は、母体血清マーカー検査をはじめとする出生前診断をめぐって、お二人とそれぞれ個別にやりとりしていただけでなく、興味関心や問題意識を共有する複数の人とも情報や意見の交換をしており、その機会や範囲についてきちんと覚えているわけでありません。したがって、「健康な子がほしい」と「健康でない子はほしくない」との距離云々の話題が、だれとの間で登場したのかも、実に曖昧な記憶しかたどることができません。私の中では、坂井さんからの問題提起を受けて、それを孝道先生に投げかけたらこんな言葉が返ってきた、というストーリーがあるので、いずれにしても借り物のような言葉ではあるのですが、今はお二人からの大事な預かりものと思っています。ここでは少なくとも誰かに教えてもらったことである、ということだけ振り返っておきたいと思います。

出生前診断全般ということになると、何をどう考えてよいものやら、私の中には相変わらず困惑も葛藤もあるのですが、それらを時に手なずけ、時に翻弄されながら、曲りなりに考え続け、そして折に触れて考えていることを周囲と共有してきました。その結果、「健康な子がほしい」と「健康でない子はほしくない」は同じではないことについては、確信めいたものがもてるようになりました。まことに遅々たる歩みです。

本稿では、ここまで書いてきたことも含め、遅々たる歩みの通過点として、私があれやこれや考えてきたことを読者の皆さんとシェアしたいと思います。

4 「失敗」は一度でいい？ 一度でもしたくない？

前節では、「健康な子がほしい」と「健康でない子はほしくない」との間の距離について述べてみました。実際には、人間の気持ちの中には相矛盾するような気持ちが混在しているのが常だと考えれば、「健康な子がほしい」と「健康でない子はほしくない」は共存しているのだろうと思います。

さて、少し話題を変えてみることにします。

「あなた一度失敗してるんだから」

これは、ある推理小説の中で、妊婦健診のためにかかりつけの産科クリニックを訪れた主人公の女性刑事が、顔見知りになった妊婦仲間から待合室でかけられる言葉です。その妊婦仲間は女性刑事に、あなたは当然出生前診断を受けるものだ、という構えで接してきます。女性刑事には、いわゆる障害児といわれる子どもが一人います。障害の背景には先天的な疾患があり、その疾患は遺伝子検査によって確定診断ができるという設定です。

この小説が書かれたのは、西暦二〇〇〇年。当時から見ての近未来という時代設定から見れば、まさに現在、あるいはもう少し先の社会を想定して書かれたのでしょうか。出生前診断というモティーフは、推理小説の謎解きとは直接の関係はないのですが、次のようなくだりもあります。

出生前診断における胎児の遺伝子チェック。もはや社会的要請にもなりつつある現代。ほとんどの母親がDNAレベルでの安心感を求め「この子、ちょっと遺伝子的にまずそうなので、堕ろすことにしたの」〈後略〉

小説が書かれてから一五年以上たった現在、そこまであからさまに「遺伝子的にまずい子」を排除する風潮になっているかといえば、私にはそうとは思えないのですが、この一五年で出生前診断の技術は確実に「進歩」しました。もちろんそれを「進歩」と呼べるなら、ではあります。より早く、より確実に、より簡単に、出生前の胎児の健康状態を調べる方向で、少なくとも技術的なレベルでの「進歩」があった、ということはできると思います。

そのような状況の中で、「わが子は健康な子であってほしい」という素朴な願いが、本来別物であるか、少なくとも相当な距離があるはずの「健康な子でなければいらない」という想いにすり替わっていく素地が醸成されているのではないか、という問題意識が私にはあります。

わが子は健康であってほしいと素朴に願ってはいるかもしれませんが、健康な子でなければ絶対にいらない、そして妊娠の中断も辞さない、とまでは考えていない多くの人が、目の前にある技術を「とりあえず」とか「一応」とかの決まり文句とともに利用することで、健康な子でなければいらない、を実現するためのレールに乗ってしまうことになりはしないでしょうか。

くどいようですが、繰り返させてください。

わが子は健康であってほしいと素朴に願ってはいるかもしれませんが、健康な子でなければいらないとまでは思っていない人が、検査がより簡便になるにつれて、健康な子でなければいらない、を実現するための技術に知らず知らずのうちに身をゆだねることになりはしないでしょうか。

障害をもった子どもの出生を必ずしも「失敗」とは思っていない人が、「失敗」という言葉で自分の心情を切り取られると、それにはっきりと反発する人もいることはいるのでしょうが、一度でも「失敗」はしたくないと思っている人に少しだけ引き寄せられてしまったり、少なくとも揺さぶりをかけられてしまったりするのではないでしょうか。

「失敗」ではありませんが、「コケたくない」という言葉を私は実際に聞いたことがあります。「失敗」よりもずっとひかえめではあります。順調に進んできた自分の人生において、障害児の親になることによって「コケる」ことはできれば避けたい、という正直な気持ちなのだろうと思いました。

5　障害は「ないにしたことはない」ものか？

再び、話題を変えることをお許しください。

聖書の中の一節に「地の塩、世の光（ちのしお、よのひかり）」というくだりがあります。「地の塩」と「世の光」の二つはセットになっていて、二つだからこその意味があるのだろうとは思うのですが、わたしが注目したのは「世の光」のほうなので、邪道かもしれませんが、マタイによる福音書から「世の光」についての言及の部分だけ取り出してみます。

あなたがたは、世の光である。山の上にある町は隠れることができない。また、あかりをつけて、それを枡の下におく者はいない。むしろ燭台の上において、家の中のすべてのものを照らさせるのである。

一般的な解釈としては、キリストの弟子や、あるいはもっと広くキリストの教えを聴き、またキリストに従う人々に向かって、世の中に光を与えるような存在になるようになってほしい、と説いている部分です。キリストという神から与えられた光を高いところに掲げれば、それが山の上であれば町は隠れることができないし、燭台の上であれば家の中のすべてのものが照らされるというのです。

この部分をはじめて読んだのがいつかは思い出せないのですが、その時、「あなたがた」の部分が「障害をもつ人」に置き換えられて、すっと私の中に入ってきたことを覚えています。私の頭の中に入ってきた、というよりも、私の体の中に入ってきたと表現するほうが合っているでしょうか。全身がふるえたとか、しびれたとかいうような明確な身体感覚を伴っていたわけではないので、うまい言い回しが見つからないのですが、ある種の身体感覚のようなものを伴っていたような気がします。

そして、いわゆる障害をもつ存在から放たれる光によって、逃げ隠れできなくなるのは私たち、少なくともこの私なのだ、と思いました。かくして先に紹介した聖書の一節は、「障害をもつ人は世の光である。私たちは隠れることができない」と形を変えて、私の中に定位置を得ることになりました。

つきなみな言い方になりますが、私たちの障害観が問われる瞬間です。障害観、すなわち障害というものに対する価値観、障害なるものに向き合う時の見方・考え方。それが今まさに問われているのです。

障害はあるよりも、ないほうがいい？

障害はあってもいいけれど、どちらかといえばないほうがいい？

障害があるからといって人間の価値が変わるわけではないけれど、ないならないで、やはりそのほうがいい？

要するに、障害はないにこしたことはない？

ないにこしたことはない、とサラリといわれてしまうと、反射的にうなずいてしまいそうになりますが、障害をもつ人にとってはどうなのでしょう。そんなに単純なものなのでしょうか。ないにこしたことはない、そうだよね、はい、おしまい、それで？　と、次の話題に移っていけるようなものなのでしょうか。

いわゆる障害というもの、障害なるものが、その人の存在、実体、実存……やはり、ぴったりとフィットする言葉はここでも見つからないのですが、その人のひととなりに深く結びついていて、その人の人としてのありようと分かちがたいものなら、障害という一属性だけを切り分けて、ないにこしたことはない、の一言で切り捨てるわけにはいかないのではないか。少なくとも私には、そのように思えてならないのです。

出生前診断というプラスアルファの素材が加わることによって、障害をもつ人の光は、より多くの角度から放たれるようになっているともいえます。私たちは、どんな姿勢をとっても、全身を照らされてしまいます。

選択的中絶という手段、それに先立つ出生前診断という医療技術が利用可能なものとしてそこにあるとき、その技術に身をゆだねるのかどうか。様々な背景や動機から、身をゆだねようとしている隣人がいることがわかっているとき、彼ら隣人に対して私たちはどのように向き合えばいいのでしょうか。

それは個人の問題であって、ほかの人が「とやかく」いうような問題ではない、というありがちな言説があります。そうでしょうか。私は少し違うのではないか、と考えます。もちろん、出生前診断をめぐる個々の女性やカップルの選択に伴う苦痛や懊悩という内面にまで踏み込んで「とやかく」いうようなものではありません。

障害をもつ人の光に照らされることによって、あなたはいったいどう考えるの？　と問われたら、おのずと自問自答がそこに起きるでしょう。問われて答えるという外からはっきりと見えるような反応ができなくても、わたしはいったいどうするのだろうと、内なる自分との対話が生まれます。自分の内面に向かって「とやかく」いう状況が、ときに否応なしに生まれます。

高齢であるとか、すでに病気や障害のある子どもを産んだことがあるとしたら？　あるいは、妊婦健診の際に超音波検査等で思いがけず胎児異常の可能性を指摘されたりしたとしたら？　あなたは、どうするのでしょうか。次なる選択として、胎児異常をよりはっきりさせるために出生前診断を受けたいと思うでしょうか。胎児異常が判明した時には、妊娠を継続するでしょうか、中絶するでしょうか。様々な場合が考えられますし、一筋縄ではいかないことだけはすぐにわかります。

6　拡大再生産される「安心」

一筋縄ではいかないといいながら、一筋縄ではいかないというたった一つのフレーズで終わりにするのか、とおしかりを受けそうなので、もう少し。出生前診断を受けたいと思うのか思わないのか、一筋縄でのいかなさを、当事者たちはどう語るのでしょうか。

『生まれる。』と題したテレビドラマがありました（ＴＢＳテレビ、二〇一一年）。編集プロダクションでアシスタントとして働く女性が主人公です。ドラマの中で主人公が取材した女性が、出生前診断についての三人三様の考えを話します。

羊水検査を受けようと思っている四一歳の女性は、胎児異常が見つからなければマタニティライフを安心して過ごせるし、見つかったら見つかったで、生まれる前から障害児といわれる子どもであることがわかっていれば色々な準備ができるといいます。一方、羊水検査を受けるつもりはない三九歳の女性は、羊水検査を命の選別だと考えています。羊水検査で流産する確率三百分の一は、彼女にとっては決して低い可能性ではなく、やっと宿ってくれた命を大切にしたい、と。

もう一人は、ドラマの中で主人公の女性からの取材を受ける場面では、羊水検査を受けることを「迷っている」と答えるのですが、実はその時点ですでに羊水検査の申し込みをしていたことがあとでわかる四〇歳の女性です。実はこの女性には、ダウン症の子どもがいるのです。その子のためにも兄弟姉妹を、という思いと、次の子どもにも染色体異常が見つかったら二人の障害児を育てていけるだろうか、という思いが交錯する中、ダウン症だったら産まないつもりで羊水検査を受けることにした経緯が明かされます。

このように三人いれば三人三様、十人いれば十人十色の、出生前診断を受ける・受けないをめぐる思いがあります。その中で、「安心」が強調されることは珍しくないように思います。

かつて母体血清マーカーが日本に入ってきた頃、ある検査会社のパンフレットの表紙には「安心をあなたに」という売り文句が踊っていました。母体血清マーカーを取り上げたテレビ番組で、インタビューを受けた妊婦さんが、検査受ける動機を「安心したいから受ける」と答えていた映像は、今でも私の記憶に残っています。

母体血清マーカー検査であれ羊水検査であれ、実際に出生前診断で胎児異常が発見される確率は必ずしも高くありません。逆にいえば、ほとんどの妊婦は胎児異常を指摘されることはないのです。いわゆるハイリスクの妊婦に限定したとしても、「安心」を手に入れる妊婦が多数派になります。ただし、それは結果的に手に入れた「安心」です。

「安心」できない結果が出ていたかもしれないということは、幸か不幸か多くの場合忘れ去られ、出生前診断を受けたからこそ「安心」して妊娠期間を過ごし、「安心」して出産することができた――そんな思考回路ができあがっていきます。本当は、出生前診断を受けたことと「安心」はストレートには結びついてはいないのです。「安心」幻想といってもいいかもしれません。ごくわずかではありますが、「安心」できない結果を得ている妊婦は存在しているわけですから。

漸増する羊水検査件数は、出生前診断を受けたから「安心」して出産できたという経験を語る声だけが大きくなっていくことを示唆していると思います。

「羊水検査を受けて私は安心してお産ができたから、あなたも受けたほうがいいわよ」

「そうね。でもお腹に針を刺すんでしょう」

羊水検査が主流だった時代のそんな会話が、今後ＮＩＰＴが一般的になっていくとしたら、こんなふうに変わっていくかもしれません。

「ＮＩＰＴを受けて私は安心してお産ができたから、あなたも受けたほうがいいわよ」

「そうね。採血だけですむんですものね」

さきに述べたように、障害や病気をもった子どもが生まれることを「失敗」そのものだとまでは思っていなくても、もしそうだったらどうしよう、自分に育てられるのだろうか、可愛いと思えるのだろうか、という不安はつきまとうでしょう。そういった不安のすきまに、「安心」というキーワードは容易に滑り込んできます。

7　出生前診断は障害者だけを傷つけるのか

出生前診断と選択的中絶は、障害者差別の文脈で語られることがしばしばあります。障害者を傷つけるからよくない、と。障害があるから産まないという選択は、実際に生きている障害者に対して、生まれる前に障害がわかっていたらわが身はこの世に生を受けることはなかったのか、自分は生まれてきてはいけなかったのか、などの痛みを伴った感情をいだかせることになるでしょう。そこまで深く考えたことがないという場合も含め、おそらく、多くの人はそんなつもりで検査を受けているのではないと思います。しかし、結果として伝わるメッセージとしてそうなってしまうことは避けられません。

そのように考えると、やはり、差別という言葉を当てはめるかどうか、という問題はひとまず棚上げするとしても、今生きている障害者を多かれ少なかれ傷つけることにはなると私は思うのです。しかし、果たして、傷つくのは障害者だけでしょうか。私は、障害者だけでなく、一般には障害者といわれることはない存在も含め、私たち皆を傷つけるのではないかと考えています。

アメリカの文化人類学者であるレイナ・ラップ氏は、二〇〇三年の来日講演の折り、質疑応答の中で、出生前診断は障害者だけを傷つけるのではなく、私たちみんなを傷つける、という意味のことを発言しました。出生前診断は障害者の出生を否定する、あるいは存在に対する否定的なメッセージを含んだまなざしになり得る、という意味において障害者に対する差別ではないのか、という議論が日本にはあるがアメリカにはないのか？　そんな趣旨の質問に答えてのことだったと思います。会場にいた私は「私たちみんな？」と、一瞬意味が呑み込めなかったのですが、呑み込めなかっただけにずっと気になって仕方ありませんでした。

すぐに思いつくのは、障害者と、とりあえずそうでない私たちは地続きである、という論理です。障害者と呼ばれることなく暮らしている私たちも、いつなんどき、事故や病気で障害者になるかわかりません。障害児といわれる子どもは、どんな夫婦の間にも一定程度必ず生まれてきます。したがって、障害者本人やその家族にいつでもなり得る私たちであるという意味において、障害者に対するまなざしは、いつなんどきそれが私たちの方に向けられることになるかもしれません。出生前診断という技術とそれを利用する人の存在が、障害者に対する否定的なメッセージを含んだまなざしになるなら、地続きのところにいる私たちみんなを傷つけることになるでしょう。

しかし、日がたつにつれて、それだけではないような気がしてきました。それはどういうことかというと、次のようなことです。うまく説明できるでしょうか。

私たちは、人間の多様性を受け入れ、なんとか折り合いをつけ、日々を暮らし、社会を構成しています。人はみんな違うのだということを前提として、世の中というものを成り立たせています。耐性というと、耐える性質……我慢する努力……という具合に根性論のようになってしまうので、折り合いをつける力とでもいうほうが、ニュアンスが伝わるようにも思います。多様性を簡単には排除しないでいる力、という言い方も可能かもしれません。多様性を受け容れるという言い方は、私にはカッコよすぎて違和感があるので、受け容れたり、受け容れなかったり……もがきながらなんとかギリギリ破綻しないでいる状態です。

いずれにしても、人々が多かれ少なかれ潜在的に持っている多様性に対する耐性（折り合いをつける力）のようなものがあるのだとしたら、選択的中絶を前提とした出生前診断は、それを利用する人がいるという事実、その前にそうした技術が存在し続け、そして技術が洗練されたものになっていく時代の流れの中で、人間の多様性に対する耐性への脅威になっていくように思えてならないのです。

新しい検査技術の登場や普及によって、私たちは、人間の多様性に対する耐性を知らず知らずのうちに奪われることになってしまわないでしょうか。行きつく先に待っているのが選択的中絶であることについてぼんやりとしか気づいていない段階で、自覚のないままに多様性を受け容れない選択に向かうレールに乗ってしまうからです。昨今のより簡便な検査技術の登場や普及は、それに拍車をかけているように見えます。

自分の思考の軌跡を正確にたどることができているとは思えませんが、出生前診断と選択的中絶は、人間の多様性に対する耐性への脅威である、という意味において私たちみんなを傷つけるからこそ、それらに対して慎重であるべきなのではないか、と私は考えるようになりました。

私が考えていることとぴったり一致するかどうかわかりませんが、たとえばマイケル・サンデル氏に、「生の被贈与性」という言葉を使っています。サンデル氏は、日本のテレビ番組でも彼の大学での講義の様子が紹介されて人気を博している、アメリカの哲学者です。『完全な人間を目指さなくてもいい理由』という著作の中で、「生の被贈与性」という言葉を用いてエンハンスメントに警告を投げかけているのです。エンハンスメントが主題ですが、デザイナーベビーも論じられており、彼の主張は出生前診断にも相通ずるものがあると思います。

日本の宗教学者である島薗進氏は、原語の「giftedness」は「生の被贈与性」と訳すよりも「授かりもの・恵みとしてのいのち」とするほうがよいのではないかと書評の中で提案しています。島薗氏はまた、「子どもは親がそうあってほしいというようには生まれないし、育たない」とも述べています。そして、サンデンル氏同様に、招かざる者にも開かれているはずの心(openness to the unbidden)をベースにしてはぐくまれるはずのものが、エンハンスメントやデザイナーベビーを志向することによって薄らいでしまうことに警鐘を鳴らしています。

レイナ・ラップさんは、多様性に対する耐性への脅威とか、それに類することをいったわけではありません。出生前診断は私たちみんなを傷つけるという彼女の発言から、それはどういうことだろうかと考え続けていたら、私はたまたまこのような考えに至ったというだけです。いずれ機会があれば、彼女とこのことについて話し合いたいと今は思っています。

8　三大神話

さて、私には臨床心理士として細々と遺伝相談外来にかかわってきた経験があるので、ここではその中で感じてきたことを紹介してみたいと思います。

出生前診断を受けようと思ったり、受けようかどうしようか迷っていたり、という女性やカップルに医療機関という限られた枠組みの中ではありますが、お目にかかる機会を持ち始めてからほぼ二〇年。私がかかわってきた遺伝相談外来は出生前診断だけのケースをあつかっているわけではなく、したがって、それほど多くの例を経験しているわけではないのですが、それでも一定の傾向のようなものがあることに気づきました。

それは出生前診断を受けようと思う動機についてです。類型化してしまうことの危険はもちろんあるし、動機はそれだけではないといわれれば、もちろんそれだけではないのですが、相談に訪れる方々が比較的よく口にする三つの話題があることに気づきました。一つ目は、障害児を育てるのにお金がかかる。二つ目は、障害児は親亡きあと一人では生きていけない。三つめは、障害児がいると兄弟姉妹がいじめられる。私はこれらを、三大動機と呼ぶことにしました。

しかし、よく考えてみてほしいのですが、それら三つの動機の背景にある認識は、果たしてその通りなのでしょうか。順番に見ていくことにします。なお、本書の月野論考でより丁寧に論じられていますので、そちらもあわせてお読みください。

まず、一つ目。障害児を育てるのにお金がかかる？　小児医療費助成制度によって、多くの自治体で乳幼児の医療費は無料か、あるいはわずかな負担のみになっています。一九七〇年代からはじまったこの取り組みは、当初は就学前の子どもに限られていたようですが、現在では中学生までが助成の対象という制度が主流です。また子どもに障害がある場合、特別児童扶養手当という国の制度があり、加えて税金の減免措置もあります。それ以外にも各自治体独自の制度によって、親は一定の経済的援助を受けることができます。もちろん、子どもを育てるのにお金はかからないとはいいません。最近取り沙汰されている子どもの貧困の問題も深刻です。しかし、子どもが障害児かどうかで、子育てにかかるお金が著しく異なるということにはならないと思います。

次に、二つ目。子ども時代はまだいい、でも障害を持ったその子が大人になって、しかも親が歳をとって面倒をみられなくなったらどうするのだ、と心配する声が世間にはごく普通にあります。遺伝相談の外来に出生前診断の相談に訪れる女性やカップルからも、そのような声をしばしば聞きます。しかし、日本の福祉制度はそれほど捨てたものではありません。まず、成人に達した障害者を対象にして障害基礎年金が給付されます。これは国の制度です。グループホームやケア付き住宅、等々、様々な制度が拡充され、ヘルパー派遣制度等を利用してのひとり暮らしも可能になっています。多少事情に通じている人の中には、それは知的障害のない身体のみの障害者のことではないか、と思う人もいるかもしれませんが、ダウン症のように知的障害があっても、一人暮らしは可能なくらいの支援制度にはなっているのです。

三つ目の、兄弟姉妹のいじめ問題はどうでしょうか？　確かに、障害児と呼ばれる兄弟姉妹がいることと、その子がいじめの対象になっていることとの間になんらかの関連がある事例はないとはいえません。兄弟姉妹にとっては、学校などでからかわれたりすれば、それがどんなささいなことであっても、たとえ一回限りのことであったとしても決して無視できない体験になるでしょう。私がかかわったケースでも、そうしたことがきっかけになったと思われる状況で不登校になった兄弟姉妹が実際にいました。しかし、いじめの原因や契機は実に多種多様です。障害をもった兄弟姉妹の有無にかかわらず、残念ながらいじめという状況に巻き込まれてしまうことは、どんな子どもにも起こりうることを考えれば、ことさらに兄弟姉妹の障害だけを取り上げて心配することに、果たしてどれだけの現実的な意味があるでしょうか。

このように考えてみると、「育てるのにお金がかかる」「親亡きあと生きていけない」「兄弟姉妹がいじめられる」という出生前診断を希望する三大理由は、むしろ三大神話であるともいえます。

選択的中絶を前提として出生前診断を希望し、そのためにしかるべき検査を受けようと思う動機が、実際はそうではないのに、なぜかそうだと思い込んでいるようないくつかの認識だとしたら、そうした事実誤認は是正される機会がある方が望ましいと思います。事実レベルでの誤認が放置されたまま、出生前診断を受け胎児異常が判明して選択的中絶を選んだあとで、「育てるのにお金がかかるわけはない」、「親が死んでも生きていけないわけでもない」「ことさらに兄弟姉妹がいじめられるわけでもない」ということを知ったらどうでしょうか。

もちろん、私が三大神話とあえて呼ばせていただいたような刷り込みが、それなりに是正されたとしても、それでも自分には障害児は受け容れられない、と思う人は一定程度いるでしょう。それは事実レベルの問題ではなく、価値レベルの問題です。もしかしたら、そのように思う人の方が現時点では多数派なのかもしれません。それはそれで仕方のないことです。社会全体を覆うような価値観とか、時代の流れとか、そういったものに左右されて、少しずつ……そう、本当に少しずつしか変わっていかないものだと思うからです。

ただ、三大神話をそれと知らずに信じている人のうち、神話だとわかれば意思決定が左右される人がいるのだとすれば、逆の言い方をするなら、神話だと知らずに結果的に不本意な選択をしてしまう人がいるのだとすれば、それがどんなに少数派であっても、適切な情報提供の機会というかたちで、その人たちらしい選択ができるように手が差しのべられなければならないと思います。

最後に問題提起をして、だらだらと書いてきたこの稿を閉じることにします。

出生前診断の社会的側面を論じる際に、しばしば「心のケア」というような言葉が使われます。私は臨床心理士なので、そのような言葉で心理的支援の重要性について一般の興味関心や専門家の問題意識が高まることについては、もちろん歓迎です。しかし、臨床心理士のくせに、といわれそうな気配を感じながら誤解をおそれずにいわせていただけるなら、出生前診断をあつかう今の医療現場に必要なのは「心のケア」そのものよりも、適切な情報提供の機会だと思います。

検査によってなにがわかるのかわからないのか、検査にはどんなリスクがあるのか、といった医学的側面だけでなく、障害をもった子どもが生まれても、「育てるのにお金がかかるわけはない」、「親が死んでも生きていけないわけでもない」「ことさらに兄弟姉妹がいじめられるわけでもない」ということも含めた適切な情報です。それらについて、相談に来た女性やカップルの生活背景を考慮したうえでの丁寧な説明がなされたら、きっとずいぶん気持ちも落ち着くでしょう。そうした適切な情報提供が広い意味での「心のケア」になるといってもいいかもしれません。

遺伝相談の現場にかかわった経験からは、相談の場が、病気や障害をもった子どもを育てること、親として共に生きていくことのリアリティに触れる機会に少しでもなれば、と願うばかりです。

私は、出生前診断の結果、選択的中絶を選んだある女性が語ってくれたことが忘れられません。彼女は、障害児といわれる子どもを一人育てていて、悩んだ末に次の妊娠で出生前診断を受けました。

実際に生まれてきてしまえば受け容れられるかもしれないけれど、というより、受け容れて育てることになるのはわかっているけれど、検査をすればあらかじめ知ることができるということを知ってしまうと、検査を受けずに産む勇気がなくなってしまう。彼女はそんなふうに語りました。

出生前診断の結果としての選択的中絶は、障害者の存在否定か、少なくとも否定的なまなざしの醸成をあと押しするとよくいわれます。しかし、受け容れるのか受け容れないのか、というような二項対立の図式では切り取れないものが、当事者の心情の中には渦巻いています。本稿の冒頭で、「健康な子がほしい」と「健康な子でなければほしくない」は同じではないと述べましたが、両者がせめぎあいながら一人の人の心の中で共存していることを肝に銘じたいと思います。

付記：本稿は、聖心女子大学宗教文化研究所発行『宗教と文化』第三二巻（二〇一五年）に寄稿した連名稿「出生前診断をめぐって」の玉井執筆部分に、共著者の了解も得て加筆修正したものです。また、「安心の拡大再生産」の部分は、『人口の心理学』（ちとせプレス、二〇一五年）所収の拙稿「産むこと・産まないこと」と内容が一部重複しています。

コラム1

「子どもの健康を願うこと」と「出生前診断を受けること」の間

坂井律子

テレビ番組ディレクターを仕事とする私が、「出生前診断」という言葉に出会ったのは、一九九五年ごろのことだったと思う。九二年に出産した息子が三歳になり、宿泊出張を伴う取材や長尺の番組制作に戻りかけたころだった。そのころ、障害のある子の親たちが、地域の小学校で普通学級に通うことを希望しても、就学時健診によって養護学校や特殊学級（＝当時の呼称、現在はそれぞれ特別支援学校、特別支援学級と呼ばれる）に行くことを強く勧められる、という問題を取材していたが、その取材の中であるお母さんが「今は学校に行くときに試験があるけれど、これからは生まれて来るときに試験を通過しなければならなくなる」と話したのだった。「今の試験」とは就学時健診による振り分けのこと、「生まれて来るときの試験」というのが、当時まだ人口に膾炙していなかった出生前診断のことだった。もちろん七〇年代から、羊水診断による胎児診断は存在した。しかし、九〇年代に私がたまたま聞いたこの話は「母体血清マーカー」という血液による検査が妊婦たちに広がろうとする端緒であった。

前述したようにこのころ私は、第一子が三歳であり、第二子を考えるタイミング、つまり、年齢的には「出産年齢」で妊娠は他人ごとではなかった。だから「生まれる前の試験」という言葉が気になって取材を始めた。このときの取材内容や考えたことは『ルポルタージュ 出生前診断』（NHK出版、一九九九年）に書いたのだが、玉井真理子氏も触れてくださっている通り、その時からずっとひっかかり続け、今も考えているのが今回の小文のテーマである。

母体血清マーカーを広めようとする医師や、検査会社の人々などを取材し始めると、次のような言葉を多くの人が口にした。

「障害がある子のお母さんは、次の出産のときにたいてい受けたがる。受けたくないなんてきれいごとだ」

そして私が女であり出産年齢であることを見て、付け加えられるのが

「あなただって受けたいでしょう」という質問である。

私は、自分に向けられた矛先に戸惑いつつ「当然だよね」

という空気に、猛烈な違和感をもった。この二つが「当然」であることの理由として「だって、みんな健康な子が欲しいのだから」というのだ。「みんな健康な子が欲しいのだから、あなたをはじめ女性はみな検査を受けたい。障害をもつ子の親はなおのこと受けたい」という論理でものごとが進められている。それへのもやもや感だった。

　それから二〇年が経ち、二〇一四年秋にこの本の編者、執筆者の先生方と奈良東大寺の金鐘ホールでシンポジウムがもたれた際、私は「健康な子が欲しい」と「検査を受けたい」ということの論理の飛躍について会場の参加者と一緒に改めて考えてみた。それが図1である。

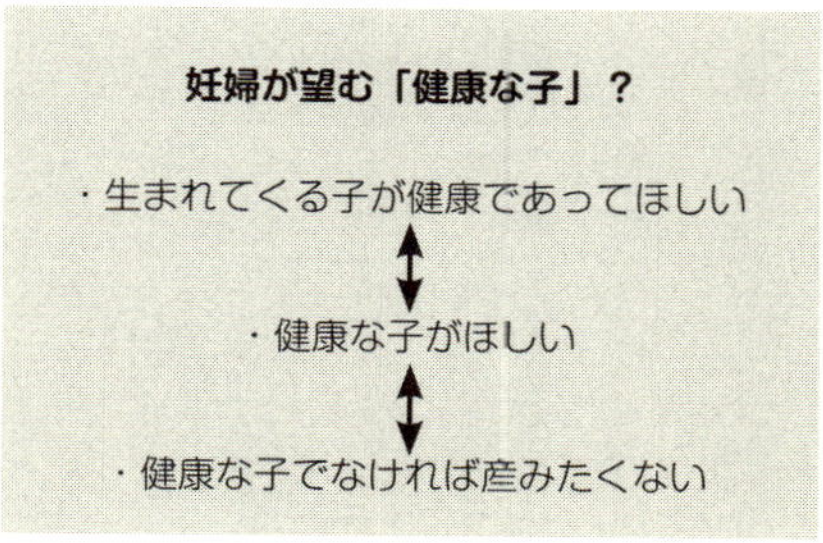

図1

　私はもやもや感を出発点に九〇年代、海外でのスクリーニングの状況を取材し、九九年の小著で「健康な子が欲しい」気持ちと「検査を受けたい」という気持ちには大きなギャップがある、と書いたのだが、金鐘ホールの会場ではもう少し丁寧に考えてみたかった。

　よく考えれば、そもそも「健康な子が欲しい」というのが一足飛びの設定である。妊娠しているとき、あるいは子どもを産むことを想定するとき「健康な子が欲しい」のか？　そうではなく「生まれて来る子が健康であってほしい」と思うのではないか？「健康な子」という主語はそういう意味でも、また「健康」の定義が定かでないことにおいてもあまりにも乱暴であろう。「生まれて来る子」に何を望むか？　それこそが産む人、あるいはカップルの価値観だが、元気であること、幸せになってほしいこと、はたしかに多くの人が望むだろう。でも「元気」も「幸せ」もまた、定義は人それぞれである。

　それをまず考えたうえで、「健康な子が欲しい」と思う人も、いるかもしれない。しかし、では「健康な子でなければ産みたくない」とまで思うのか？　ここにも飛躍がある。「健康を望むのが当たり前なのだから、みな検査を受けたいはず」という論理は、検査が必ず「健康な子を保証する」場合に成り立つ。しかし、当時の母体血清マーカー検査は明確な結果を出さないし、確定診断まで進んだ場合、「健康でない子を産まない」つまり「健康でない子の中絶」という形でしかこの保証は成立しない。だとすれば、検査を受けるときに本当に「健康な子でなければ産みたくない」と思っているのか？　ということが問われるのである。検査を受けてその結果、最終的に問われるのは「健康でない子を産まない（中絶する）ことを望むか」ということなのだが、それは玉井氏や佐藤孝道氏の言う、「安心の神話」で覆い隠されている。図に書いた三つのどれが正しいか、ということを言いたいのではない。それぞれの思いがありどんな選択も成り立つ。しかし、この三つには大きな差がある、ということを考えたいのだ

さらに、一九九〇年代と二〇一四年の間には「技術の進歩」という大きな変化があった。「明確な結果を出さない」検査は、「陽性的中率」向上追求の競争のなかで新しい検査を生み出している。その一例がNIPTである。NIPTも確定診断ではないし、佐藤孝道氏が指摘するようにその「精度」というあいまいな言葉が混乱を産んだことは技術紹介者とマスコミ双方の責任であった。

妊婦が望む「健康な子」？

- 生まれてくる子が健康であってほしい
- 健康な子がほしい
- **技術を使えば健康な子を選べる**
  - **→海外ではみな使っている**
  - **→技術を使える人と使えない人がいるのは不公平**
- 健康な子でなければ産みたくない

図２

しかし、その動きの中で、ひょっとすると図２の項目の三番目のような意識が、出産現場に広がっているのではないか、というのがNIPTについての番組を作ったのち、視聴者から受けた反響への実感である。

「海外ではみな使っている」という意見は、実は九〇年代の検査推進者たちからも主張されていた。「海外は進んでいるのに、日本は遅れている」、という意見である。それを確かめるために九〇年代にはイギリスへ、二〇一三年にはフランスへ赴いた（鼎談参照。また詳細は『いのちを選ぶ社会　出生前診断のいま』NHK出版、二〇一三年）が、九〇年代に海外取材に出るきっかけになった言葉のもう一つは「これからは全員がターゲットになる」という言葉だった。それはまさに「スクリーニング」を表す言葉なのだが、私は「ターゲット」という単語に恐れを感じた。私たちは何のターゲットなのか？　私たちをターゲットにしようとしているのは誰か？

取材で出会った事実は、スクリーニングが社会のプログラムであり、経済的なコストを計算したうえでのプログラムが、社会のために妊婦を「ターゲット」にして構築されていることだった。それは社会の選択であり、「あなただって受けたいはず」というような「妊婦の希望」とは全くかけはなれた仕組みなのだった。

二〇一四年九月、東大寺南大門の目と鼻の先、大仏様の掌がすぐそこに感じられるような場所で私たちは右記のような

ことを一緒に考えた。会場の参加者が「生まれて来る子の健康を望むという気持ちは……」と語る声を聴きながら、私はその「望む」が「祈る」という言葉にも聞こえた。私は無宗教であり神仏への信心は浅い。しかし、古代からさまざまな災厄や生老病死の苦しみに出会うたびに人々が祈り続けてきた大仏殿のひざ元で、改めて人生が「思うようにならない」ことを感じるとき、だからこそ、人生に何を求めるのか、生まれて来る子の人生に何を望むのか、ひとりひとりの願いの尊さとかけがえのなさを思わずにはいられない。

そんな機会を与えてくれた、富和清隆東大寺福祉療育病院長と、この一連の勉強会企画者、参加者に心から感謝したい。

第3章

パトリック・ルブラン医師講演「フランスの出生前診断――現状・展望・争点」について

玉井真理子

私がパトリック・ルブラン（Patrick Leblanc）氏に出会ったのは、本書の編者のひとりでもある坂井律子氏が著した『いのちを選ぶ社会 出生前診断のいま』（NHK出版、二〇一三年）という本の中でのことです。ルブラン氏は、フランス南部の都市にあるベジエ総合病院（Centre Hospitalier de Béziers）の産婦人科の医師で、産婦人科医療関係者を中心に組織されている団体「出生前医療を救え」（Comité pour Sauver la Médecine Prénatale：CSMP）の代表でもあります。坂井氏は、フランスをフィールドにしている哲学・生命倫理学研究者である柿本佳美氏からの情報でその団体の存在を知り、リーダーとしてのルブラン氏への貴重なインタビューを著作の中に収録しています。

日本の医療関係者の中には、出生前診断に関して「欧米では普通にやっている」と無責任に言い放つ人がいます。そもそも、欧米といっても、アメリカとヨーロッパはひとくくりにできるようなものでしょうか。医療の仕組みも社会福祉の制度も相当に違っているはずです。それなのになぜ「欧米では」と十把一からげ的な言い方が成り立ち、「普通にやっている」という表現におさまってしまうのでしょうか。この場合の「普通」とは何を意味しているのでしょうか。「欧米では普通」の背後には「遅れた日本」という先入観が見え隠れしているような気がしてなりません。

確かに、出生前診断を受ける妊婦は日本より多いのかもしれません。しかし、欧米社会は何の疑問もなくそれを許容、あるいは（積極的に？）受容しているのでしょうか。欧米の医療関係者の中に出生前診断のあり方に疑問を投げかける声はないのでしょうか。その声が大きいか小さいかは、評価が難しいところかもしれませんが、どんなに譲っても「欧米では普通にやっている」というとらえ方は、事実認識として間違っているということを、なるべく具体的に知りたいと私はずっと考えてきました。

坂井氏の著書の中で、ルブラン氏は出生前診断のあり方に疑問を投げかけている医療関係者として登場します。わたしが興味深かったのは、彼が産婦人科医として、また、おそらくフランスでも実際の妊婦やカップルのケアにおいて重要な役割を果たしているであろう助産師も含めた団体を組織し、果敢に意見表明をする活動をしていることでした。彼は、たとえばダウン症の子どもの親、あるいは障害者団体のリーダーではありません。私は、産婦人科の医師という立場からのルブラン氏の生の声をぜひ聴いてみたいと思いました。

そして、坂井氏を口説き落とし（?:）、実現したのが二〇一五年五月の講演会「フランスの出生前診断――現状・展望・争点」です。ルブラン氏と同じ産婦人科医である山中美智子氏（本書の編者のひとり）や看護師であり遺伝カウンセラーでもある青木美紀子氏（本書のコラム執筆者のひとり）をはじめとして、多くの方の協力も得ました。また、通訳の飯田薫氏は、企画段階から私たちにとって大きな存在でした。フランス在住で坂井氏のフランス取材の際にもコーディネータとして尽力した彼女は、ルブラン氏の来日に合わせて自身の仕事を調整し、講演の通訳のみならず、事前の打ち合わせや講演資料の翻訳など、実に骨の折れる仕事を一手に引き受けてくれました。

講演会は東京と京都の二か所で行われました。東京の会場には多くの医療関係者が訪れました。京都の会場では、少人数でのより深い意見交換が実現しました。ここでは、東京での講演内容を中心に紹介したいと思います。

ルブラン氏の東京での講演は、「遺伝の専門家でもなく、科学者でもなく、現場で仕事をしている産婦人科の医師である」という自己紹介ではじまりました。また彼は冒頭で、昨今の医学・医療の進歩は本当に意味のある進歩といえるのか、むしろ逸脱の象徴ではないのか？　と、私たち聴衆に向かっていきなり大きな問いを投げかけました。

フランスでは、二〇〇九年以来、保健省による省令（Arrêté）というかたちで出生前のスクリーニングが制度化されています。同じ年に、フランスの国務院（コンセイユ・デタ）[1]が「生命倫理法の改正（La révision des lois de bioéthique）」という報告書を出していますが、その中で出生前診断に関するはじめてのまとまった数字が公表されています。[2] 主たるターゲットはダウン症候群です。報告書によれば、ダウン症候群の九二パーセントが出生前に発見され、さらにそのうちの九六パーセント、つまりほとんどが人工妊娠中絶というかたちで排除されている現状があります。出生前スクリーニングが「当たり前」になり、そして同時にダウン症の胎児の中絶もいわば「普通」のことになってきたといえるでしょう。その後フランスでは、二〇一一年に生命倫理法が改正されて[3]、スクリーニングがより一般化されることになりますが、これについてはあとでご説明します。

フランスにおける出生前診断では、今申し上げました通り、主にダウン症候群がターゲットになっている実態があります。もともと出生前診断は、ダウン症候群の赤ちゃんを妊娠している妊婦を安心させるということを目的としていたはずなのに、です。これには、いくつかの理由や背景が考えられますが、ダウン症候群が知的障害の原因のひとつとして最もよく知られたものだということでしょう。それにしても他の疾患にはほとんど触れず、なぜダウン症候群に集中するのでしょうか。私は、これは大きな問題だと思います。たとえば、次のような問題もあるのに、ほとんどかえりみられていません。

それは、早産による後遺症の問題です。フランスの早産率はヨーロッパで一〇番目に高い、という調査結果があります。早産は、他の欧州諸国では減少傾向にありますが、フランスでは生殖補助医療の普及に伴い、むしろ増加する傾向がみられます。新生児医療が進歩したとはいえ、早産による脳神経麻痺等の後遺症は今でもあります。かなり重度の後遺症が残る場合もあります。それなのに、なぜダウン症候群を減らす話しに集中してしまうのか、早産を背景とした別の疾患への対応も考えるべきではないのか、疑問です。

出生前診断の目的をあらためて整理してみると、次のようになると思います。一つ目として、妊婦やカップルを安心させること。先天的な疾患をもっている子どもがすでにいる場合、次の子どもの妊娠中にその疾患がもし否定できるなら、ひとまずの安心を与えることができます。二つ目は、疾患をもって生まれてきた子どもに対して、生まれた瞬間から万全の医療体制でのぞむためです。三つ目としては、疾患をもつ子どもであっても産み育てたいと考える妊婦やカップルにとっては、心理的、物理的な準備のきっかけになります。そして、これは目的といえるかどうかわかりませんが、出生前診断の結果で子どもをあきらめた妊婦やカップルは、その後もフォローされ、継続的な支援の対象になります。

しかし、いまや出生前診断は、スクリーニングから、診断、そして中絶という方程式のようなものとなり、一連の流れは不可避、つまり途中で降りるということが難しくなっています。フランスにおける出生前診断は大衆化し、そして、胎児に異常があったら出生を回避する、すなわち人工妊娠中絶というかたちで排除するという風潮を生み出してしまったのです。こうした状況は、医学・医療の意味ある進歩の結果といえるのでしょうか。むしろ、偏向あるいは逸脱の象徴ではないでしょうか？

昨今の医学・医療の進歩は本当に意味のあるそれといえるのか、むしろ逸脱の象徴ではないのか？このように文字にしてしまうと、挑戦的な、ある意味で好戦的なものの言いようにも受けとられるかもしれません。しかし、ルブラン氏の話し方は決してそのようではありませんでした。彼は、静かに続けます。

ここで、スクリーニングと診断とを区別しておかなければなりません。スクリーニングは、血液検査や超音波検査など、非常にシンプルな方法でリスクが高いか低いかを判断するものです。診断とは、ときには侵襲的な方法を用いて検査し、その結果に基づく診断という行為です。フランスにおいても、このスクリーニングと診断とは、とくに一般の妊婦やカップルに誤解されている可能性があります。もともとスクリーニングというのは、ＷＨＯの定義によれば、公衆衛生上の益をもたらし、治療方法の存在を前提にしている性質のものです。その意味でいうと、フランスでスクリーニングの名のもとに行われている出生前のそれは、果たして奨励されるべきものなのかどうか疑問です。

出生前診断のためのスクリーニング検査は、フランスでは現在、超音波検査と母体血清マーカー検査の二つを組み合わせた形で実施されるのが普通なので、コンバインド・テスト（tests combinés）と呼ばれています。フランスでは、日本の健康保険に相当する制度によって、妊娠中の超音波検査と母体血清マーカー検査にかかる費用はカバーされます。胎児異常を理由にした中絶は、フランスでは「医学的理由による中絶（Interruption médicale de grossesse：ＩＭＧ）」[4]という扱いになりますので、これも公的な医療保険制度でカバーされます。一般の自発的人工妊娠中絶（Interruption volontaire de grossesse：ＩＶＧ）に妊娠一四週未満という期間の限定があるのに対し、中絶が医学的理由によるものの場合、妊娠のどの期間においても実施することができます。

おおまかな数字だけ先に紹介しておきましょう。超音波検査と母体血清マーカー検査を組み合わせたコンバインド・テストを用いての出生前スクリーニングによって、胎児期にダウン症候群と診断されるケースは、年間七〇〇例から八〇〇例あります。他方、ダウン症候群の子どもの出生は年間約一〇〇例ほどです。これら一〇〇人の子どもが生まれる背景としては、宗教上の理由などで妊婦がスクリーニングのための検査を拒否したケース、妊娠してもまったく妊婦健診を受けずに出産に至るようなケースなどがあります。出生前診断でダウン症候群ということがわかった上でその子どもを産むのは、フランスでは非常に珍しいということです。

そのように聞くと、フランスにはダウン症候群の子どもを含むいわゆる障害児に対する公的支援がないのか、と思う人もいるかもしれませんが、決してそんなことはありません。障害をもった子どもを育てている親には障害児教育手当があり、子どもが二〇歳を過ぎると、今度は本人に支給される手当があります。それら以外にも、税金の免除制度など、様々な公的支援があります。そのような支援制度があっても、ダウン症候群の子どもを産む選択をするケースはフランスでは稀であり、コンバインド・テストによるスクリーニングを受けない選択も少数派ということです。

ヨーロッパ全体の数字として二〇一三年に公表されたデータを見ても、気がかりな事実があります。フランスでは、中絶全体の中で、「医学的理由による中絶」の比率が非常に高いのです。フランスの出生前の死亡率はヨーロッパの中でもっとも高く、この出生前の死亡の約半分が「医学的理由による中絶」と考えられています。

ルブラン氏は、「スクリーニング、診断、そして中絶という方程式」という言葉を使って、フランスで出生前のスクリーニングがいかに一般化しているかを紹介してくれました。ダウン症をもって生まれてくる子どもが一〇〇人いたとしたら、そのうち約九割は出生前に診断され、さらにそのうちの約九割が中絶の対象になっているのだとしたら、フランスではダウン症の赤ちゃんはどんどん生まれなくなってきているということなのでしょうか。私はその事実に大きな衝撃を受けました。

ルブラン氏の講演は、フランスの出生前診断の歴史にもおよびました。フランスで羊水を採取しての染色体検査が始まったのは一九七〇年代。最初の頃は、主にダウン症候群の子どもを産んだことがある妊婦に対して行われていたようです。対象となる妊婦がかなり限定的だったというあたりの事情は、日本と似通っているかもしれません。次のステップとして、フランスでの羊水染色体検査は、三八歳を区切りとして、いわゆる高年齢妊婦を対象にして拡大されました。三八歳の妊婦から染色体異常をもつ子どもが生まれる可能性を仮に約一パーセントとするなら、生まれてくるダウン症候群の子ども全体から見れば少数なのです。

そこで、本格的な対象拡大が、さらに次のステップとして行われることになるのです。一九九七年には、今度は三八歳以下の一般妊婦も対象になっていきます。ルブラン氏は、「マス・スクリーニングはここからから始まった」と評します。この一九九七年がターニングポイントだとすれば、二〇〇九年の保健省令によって出生前スクリーニングがシステムとして一定の完成を見るまで一二年ということになります。

フランスにおける出生前診断について、もう少し詳しくその実際のところをご紹介します。フランスには、出生前診断複合研究センター（Centre Pluridisciplinaire de Diagnostic PréNatal：CPDPN）[5]という機関があります。複数の診療科の専門医によって構成されるセンターです。私が勤務している病院はベジエというフランス南部の都市にありますが、産科診療の中で行われる超音波検査によって胎児に何か異常があると判断されたときには、そのデータはベジエの病院からモンペリエというもっと大きな都市の出生前診断複合研究センターに送られます。ベジエを含む地域を一般的な行政区として管轄しているのがモンペリエだからです。

出生前診断複合研究センターには、たとえば心臓の専門医だとか、その他様々な分野の専門医がいるわけですが、それぞれの専門性に基づいて胎児の疾患を評価します。胎児の超音波検査に関しては、そのための専門医の認定制度もできています。専門医には認定番号とバーコードが割り振られ、誰がどんな診断をしたか、一元的に管理される仕組みになっています。そして、診断の内容は最終的には妊婦やカップルに伝えられます。

フランスでは現在、出生前診断のためのスクリーニング検査が超音波検査と母体血清マーカー検査の二つを組み合わせたコンバインド・テストとして行われていることは、先に述べたとおりです。二つの検査は、妊娠期間を三つに分けたときの最初の時期（およそ妊娠一四週頃まで）に行われます。超音波検査ではNTという略称が使われることが多い胎児の後頸部浮腫（Nucal Translucency）が測定されます。首のうしろのむくみのようなものです。妊婦は二つの検査によって、二回にわたって不安にさらされるわけです。

かつては、スクリーニングの対象は三八歳を過ぎた、いわゆる高齢の妊婦でした。しかし、実際のところ、ダウン症候群の子どもはもっと若い年齢層の妊婦からも生まれてきます。母集団の数を考えると、三八歳以下の妊婦からのほうが数多く生まれてくるのです。三八歳を区切りにすると、約三割しか胎児期にダウン症候群を発見できません。そこで、一九九七年には三八歳以下の妊婦にまで対象が拡大されました。スクリーニングが、ここから妊婦全員を射程内に入れた本格的なスクリーニング、すなわちマス・スクリーニングとしてはじまったともいえます。

コンバインド・テストは、胎児がダウン症候群であるリスクを計算するものです。フランスでは、リスクは二五〇分の一で区切られることが普通です。ある妊婦がコンバインド・テストを受け、胎児がダウン症であるリスクが一六〇〇分の一だったとします。彼女は羊水検査を受ける必要はありません。しかし、もちろん一〇〇パーセント確実というわけではありません。かたや、五〇分の一のリスクという結果が出た妊婦がいるとします。彼女は羊水検査を受けるかどうか、選択を求められることになるでしょう。

羊水検査には流産のリスクが伴います。ここでもまた、妊婦は流産リスクを「確率」という形で示されます。なんと「確率」に支配された医療でしょうか。二〇〇五年のデータによれば、フランスでは羊水検査は約五万件ありました。羊水検査の流産率を考慮すると、ダウン症候群の胎児一人のために、疾患のない胎児の二人が流産になる、という計算も成り立ち得るのです。ちなみに、コンバインド・テストが導入された直後の数字ではありますが、フランスでは羊水検査の数が一六パーセントに増えたということも聞いています。

コンバインド・テストが導入される前に、公衆衛生の専門家がコスト計算をしています。出生前診断の結果でなんらかの胎児異常が判明して中絶する場合、先にも述べた通り「医学的理由による中絶」としてカウントされますが、こうした種類の中絶が確実に実施された場合、つまり、コンバインド・テストによるスクリーニングと羊水検査による確定診断、そして中絶という一連の流れにダウン症候群の胎児がもれなく乗った場合と、中絶されずに生まれてきた場合とを比較し、前者のほうが安上がりだという計算をしました。障害児・者にかかる社会的コストと対比させた費用対便益（コスト対ベネフィット）分析、あくまでもそれだけに単純に基づくとするならですが、出生前診断の一連の流れは社会的に「正当化」されるのです。

さきほど、フランスでは、出生前スクリーニングの対象を全妊婦に広げたという点で一九九七年がターニングポイントだったと申し上げました。次のターニングポイントは二〇〇九年です。二〇〇九年のフランス保健省による省令によって、それまでよりもさらに早期のスクリーニングが推奨されるようになったと理解して良いと思います。コンバインド・テストの情報を全妊婦に提供することを、省令は求めています。その結果、コンバインド・テストの実施件数は右肩あがりに増加し、現在ではコンバインド・テストが主流です。一九九四年に制定された生命倫理法において出生前診断に言及されている部分では、疾患は限定されていませんでした。それに対してこの二〇〇九年の保健省令は、ダウン症候群という一つの疾患に照準を当てており、この点において一九九四年の生命倫理法制定時の趣旨と完全に矛盾しているといわざるをえません。

コンバインド・テストを推進する側によると、次のような利点があるといわれています。まず、陽性的中率が上がったことと、偽陽性率が下がったこと。それに伴って羊水検査の実施件数を減らすことができる、ということ。また、母体血清マーカー検査によりハイリスクと判断された妊婦については、ダウン症の胎児の妊娠の可能性以外の、たとえば妊娠高血圧症候群、あるいは子宮内胎児発育不全といった他の疾患予知の可能性が示唆されています。加えて、妊娠のより早い段階での中絶が可能になった点も、しばしば積極的に評価されます。妊娠の比較的早い段階ということで、中絶に伴う妊婦の心理的負担が軽くすむという主張です。

こうしたことは、あくまでも推進者サイドが主張していることです。たとえば、人工妊娠中絶の時期に関しても、早いタイミングでそれができれば心理的負担が軽くてすむ、ということは必ずしも正しくありません。どんな時期の人工妊娠中絶であれ、それは全ての妊婦にとって、非常につらく苦しいものであり、単純なものではありません。フランスでは、中絶後に助産師と面談できる制度があります。助産師との面談は、中絶から四〜五ヶ月後に行われ、およそ四五分から一時間くらいかかる場合が多いようです。助産師は、面談の中で語られた中絶にまつわる妊婦の身体的、心理的な経験を記録として残します。その記録によりますと、多くの妊婦が、中絶の時期にかかわらず、その経験をこのうえなくつらく苦しいものとしてとらえています。

コンバインド・テストの導入によって、スクリーニングの時期がかなり前倒しになったことは事実です。それに伴って、ほかにも問題が浮上しています。スクリーニングによってハイリスクとされた妊婦に対して行われる確定診断として、それまで主流だった羊水検査ではなく絨毛検査が推奨される結果になりました。絨毛採取に伴う流産リスクは羊水検査よりも若干高く、この点は医学的な問題として指摘されています。しかし、倫理的な問題という観点からの議論はほとんど行われませんでした。

一方、我々医療者には、年齢に関係なく全ての妊婦にコンバインド・テストに関する情報を提供する義務が課せられています。また、ダウン症候群の子どもが生まれると、医療的なミスとか、あるいは失敗などといわれることもあります。これに関しては、二〇〇〇年にペリュシュ訴訟[6]という医療裁判がありました。この裁判の影響はとても大きく、我々産婦人科医に対する圧力になっています。

フランスにおける出生前診断は、その入り口であるスクリーニングがコンバインド・テストとして提供される対象が一九九七年に三八歳以下の一般の妊婦にまで拡大され、一二年後の二〇〇九年に保健省による省令として実質的にマス・スクリーニングとしての実施という形が完成しました。こうした状況は、我々医師の考え方にも大きな影響を与えています。疾患を、治すものとしてではなく、排除するものとして捉えるようになってきたのです。医学生が、ダウン症候群をターゲットにしたスクリーニングは当然、と叩き込まれる可能性も出てきました。

さて、出生前診断に関連するフランスの法律は、どうなっているのでしょうか。フランスには一九九四年に制定された生命倫理法があります。この法律は五年後の見直しが規定されており、二〇〇四年、そして二〇一一年にも法改正が行われました。出生前診断についてはそれほど多くのことが書かれているわけでありませんが、当時の立法者の意図としては、特定の疾患が出生前診断のターゲットにならないようにとの配慮があったものと思われます。「重篤な疾患」というだけで、具体的な疾患名等は出てこないのです。また、生命倫理法には、優生主義の回避という項目が盛り込まれています。またフランスでは、「医学的理由」がある場合には妊娠中のいつでも人工妊娠中絶ができます。出生前診断との関係でいえば、重要なのは生命倫理法の二〇一一年改正法です。二〇〇九年のフランス保健省による省令と同様に、ルブラン氏は何度もこの生命倫理法の二〇一一年改正法に言及しています。

二〇一一年の生命倫理法ですが、条文を読むと、「全ての妊婦は、妊娠の進展または継続に変更を与えうる疾患を、胚または胎児が呈しているリスクを評価できるような生物医学的検査および画像検査を、妊婦が希望する場合にはこれらを受けられることにつき、正確かつ明確に、そして妊婦の状況に応じて情報を提供される」となっています。

この法律は二〇〇九年の保健省による省令の「焼き直し」ともいわれています。振り返ってみると、一九九四年に生命倫理法ができた段階では、出生前診断は特に重篤な疾患を発見することが目的とされていました。二〇一一年の生命倫理法改正では、それまで母体血清マーカー検査だけだったところに、超音波検査が追加されて明記されました。この法律の条文の中には、ダウン症候群とは明示されていませんが、母体血清マーカー検査と超音波検査によるNT測定とを組み合わせたコンバインド・テストによって、スクリーニングの対象となるのが実質的にはダウン症であることは、関係者からすれば明らかです。胚もしくは胎児そのものに罪があるかのように、ダウン症を追い詰めることになっています。

二〇一一年の生命倫理法改正時の、我々産婦人科医側の動きをご紹介しておきます。改正案は当初、「妊娠の進展または継続に変更を与えうる疾患を、胚または胎児が呈しているリスクを評価できるような生物医学的検査および画像検査は、医学的条件によって必要とされる場合、妊婦健診の際にすべての妊婦に提案される」という言い回しで提案されました。この「医学的条件によって必要とされる」という部分が物議をかもしました。パターナリズムであるという批判が、フランス産婦人科医師会（Collège National des

Gynécologues et Obstétriciens Français：CNGOF）からだけでなく、多くの専門家や専門家集団からあがったのです。我々産婦人科医だけでなく他の専門分野の医師たちも、個人としてではなくそれぞれの医師会として意見を表明しています。

検査が「必要」かどうかという点が「医学的条件」で大きく左右されるなら、医師が出生前診断を進める上での主導権を握ることになりはしないか、という懸念です。それは、女性やカップルの情報提供を受ける権利が尊重されず、いわゆる患者の自律尊重原則に対する侵害である、という批判でもあります。専門家からの反対意見は議会でも取り上げられ、最終的にはこの部分を削除した修正案が通りました。

二〇〇九年の保健省令にあった、21トリソミー、すなわちダウン症候群は、文言としては含まれてこそいませんが、生命倫理法の二〇一一年改正法には「妊娠の継続に変更を与えうる疾患」とあります。ここでほのめかされているのは、妊娠を継続しないという選択肢の存在です。行き着く先は、人工妊娠中絶以外に考えられません。この法律はまさに優生学的といわざるをえませんが、あからさまな表現を避けています。立法者は実に巧みな言い回しを用いているのです。この法律は優生学的なだけでなく、非常に偽善的だとも思います。

この改正法は、民法典の一六の四条にある人間を選別するための優生学的行為を禁止する条項や、刑法典の二一四の一条に記載されているように、それを行えば刑事罰の対象となる[7]という趣旨と完全に矛盾するものです。つまり、全ての妊婦に対して検査が機械的にすすめられるということです。本来こういった検査は、きちんとした情報提供なしで行われるべきではありません。

適切な情報提供とは何でしょうか？　それまでの法律の中には、情報提供に関する言及がありませんでしたが、改正によって組み込まれました。正確で理解しやすく、かつ妊婦の状況に応じた適切な情報を提供しなければならないとされています。考えてみると、こうした情報提供のあり方は、当たり前のことなのです。医療者として当然しなければならない、ということです。また、情報提供ですべての問題が解決されるのか、という根本的な問題にも行き着きます。

問題は、この情報をいつどのようにして提供するか、ということです。情報はもちろん正確であるだけでなく、妊婦がおかれた医学的な状況に対応したものでなければなりません。また、与えられた情報を妊婦が十分理解したかどうか、ということも重要です。コンバインド・テストによる出生前スクリーニングについてのパンフレットが作成されて妊婦に配布されたのは、法改正から遅れること一年以上、二〇一二年の五月になってからのことです。逆にいえば、それまで妊婦の理解をたすけになるようなツールはなかったのです。

適切な情報提供といっても、妊婦健診のときだけでは時間が限られています。医師が使う医学用語は多くの場合難解で、理解しやすいとはいえません。情報が十分に提供される環境にはないということです。そうした状況の中で、分別なしにただただ情報を提供すれば、全ての妊婦が自動的に検査を受ける方向に誘導されてしまうでしょう。

医療者から出生前のスクリーニングについてどんな情報が提供されるのか、そして情報はいつ、どのようにして提供されるのか、それらは、女性やカップルの意思決定に大きな影響を及ぼします。日本でもこの点はしばしば問題になります。フランスでも、情報提供や意思決定を支える仕組みに関しては決して整っているとはいえないことをルブラン氏は紹介してくれました。

さきほど、この法律は非常に偽善的であると申し上げました。それは少し言い過ぎで、ポジティブな側面もなくはないのです。まず、スクリーニング検査自体は義務ではありません。もしこの検査を拒否したとしても、拒否したということに対する署名義務は妊婦やカップルにはありません。カルテにその内容が記載されるだけです。胎児異常が発見された場合は、障害児の親の支援団体を紹介するといった内容も盛り込まれています。そして、最終的な決断を下す前に、最低一週間の熟考期間を設けなければならないことにもなっています。

妊婦やカップルが熟慮期間を経て決定する、という理念そのものはまっとうであり、納得のいくものですが、スクリーニング、診断、そして中絶という、それぞれの段階において、選ぶ自由は本当に保障されているのでしょうか。インフォームドコンセントの価値とは何なのでしょうか。スクリーニング検査が今後ます簡便になり、より早期に行われるようになると、適切なインフォームドコンセントや熟慮のための期間を確保することは、本当にできるのかという疑問もあります。それは、産婦人科医の役割は何なのか、ということとも関連します。個々の妊婦やカップルの意思決定に、産婦人科医をはじめとする医療者の姿勢は決して小さくない影響をおよぼしうるからです。

二〇〇九年に公表されたある調査結果によれば、フランスでは妊婦やカップルに十分な情報が与えられていない実態があります。フランスの国立保健医学研究機構（Institut National de la Santé et de la Recherche Médicale：INSERM）に所属する研究者たちによる調査研究が「21トリソミーのスクリーニングは妊婦に理解されているのか」というタイトルで報告されているのですが[8]、その中の数字を紹介します。約四〇パーセントの妊婦は、出生前のスクリーニング検査を受けても、その結果次第で中絶の可能性があるとは思っていませんでした。また、約半分の妊婦は、最初の段階では羊水検査を受けるつもりはなかったと答えています。そして、三分の一の妊婦は、そもそも血清マーカー検査のあと確率として示される数値の意味を理解できなかったということです。そもそも、スクリーニングと診断を混同している可能性もあります。スクリーニングが加速化するなかで、妊婦の側の理解や認識が進んでいるかというと、むしろ追いついていないというべきかもしれません。

背景としては、産婦人科医療において十分な診療の時間が確保できない、という現実的な問題もあるかもしれません。医師が、例えば血液型の検査だとか、妊婦健診の中で行われるその他のいわゆるルーチーンの検査の中に盛り込んで、出生前スクリーニングのための検査を実施してしまっている可能性も否定できません。実に残念なことだと思います。いずれにしても、血清マーカー検査の結果をどう解釈するのか、超音波検査でNTを測定する目的は何なのか、それらについて事前に説明があったのか、等々、実際には十分な情報が与えられていなかったという調査結果を我々は真摯に受け止めなければならないでしょう。

ルブラン氏の講演は、優生主義の話題にも及びました。フランスでも、日本を含む多くの先進（？）諸国がそうであるように、妊婦やカップルは出生前診断を受けることを国や社会から強制されているわけではありません。出生前診断の結果、胎児に疾患があることがわかっても、中絶を強要されるわけでもありません。フランスでは、年齢にかかわらず希望すればだれでも出生前のためのスクリーニング検査、すなわちふるい分けのための検査を受けることができ、そして確定診断のための羊水検査を受けることができるという、ただそれだけのことなのです。しかし、ルブラン氏は、それだけのことではないと主張します。

多くの人が同じような選択をすれば、それは個人の決定というレベルではすまなくなると警告します。

妊婦あるいはカップルに対して中絶を積極的に促すような権威的あるいは国家的要請は、フランスには存在しません。古典的な優生主義が政策に取り入れられることもありません。しかし、より消極的な、あるいは受動的な優生主義ともいえるものは存在します。個人の下す決定が多数集まれば、集団としての決定と同じになるわけです。将来の個人や集団にも大きな影響を与えます。未来の両親が下す決定に影響を及ぼすということです。

優生主義（eugenisme）という言葉はギリシャ語由来です。語源から見ると「良い血統」という意味です。出生前診断という形で「良い血統」を守ろうとするなら、それはまさに優生主義ではないでしょうか。ドイツの哲学者ユルゲン・ハーバーマス（一九二八−）[9]は、優生主義について、「需要が供給に促される」という現象が自由主義の社会においては起きているという見方をしています。二〇一一年以降のフランスでは、この優生主義があたかも正当な権利であるかのようにして存在している、といっても過言ではありません。先ほど数字を見ましたように、なにしろ九二パーセントのダウン症候群が出生前に診断され、そのうちの九六パーセントが中絶されているのです。

DNAの二重らせん構造を発見したことで知られているノーベル賞受賞者のフランシス・クリック（一九一六−二〇〇四）が、「どの子どもも自らに課せられた遺伝子のテストをパスして初めて人間として認められる。このテストにパスしなければ生きる権利を失う」といっています。クリックは、ネイチャーという有名な科学雑誌のなかでこのようにいっているわけですが、前後の文脈や彼の真意はともかく、現在の出生前診断をめぐる状況を予測していたかのようです。

多くの人には、「普通」でありたいという気持ちがあり、世間や他人の目も気になります。社会的な圧力に抵抗することは、たいていの人にとって簡単ではありません。「重篤」とされる先天的疾患で根本的な治療法がない場合、その疾患を回避しようとすれば、人工妊娠中絶しかないという状況は十分にあり得ます。検査の方法の技術的進歩に比べると、治療法の進歩は遅々たるものともいえます。様々な情報は、それぞれの決定の助けにはなるかもしれませんが、同時に情報は妊婦たちを不安にさらし、なかば自動的に次々と検査にまわされていく結果を生んでいます。全体としてそのような構造になっているのです。

具体的なある産婦人科医の一日を見てみると、同じ日のうちに次のようなケースを扱うことすらあります。常位胎盤早期剥離のために、妊娠三三週という非常に早期の段階での帝王切開が行われる。その手術の直後に、今度は、胎児に重篤な疾患があることがわかった妊婦に、ほぼ同じ週数で人工妊娠中絶を行う。その後に、スクリーニング検査の結果、胎児がダウン症候群であるリスクが高いと判明したことを、妊婦健診の場面で二〇代の妊婦に説明する。さらにその後に、今度は、四度目の流産をして嘆き悲しむ四〇代の女性を診察する。矛盾と価値の衝突が渦巻いているのが、産婦人科医療の現場です。

「医師という職業は命のためにあるのですか、それとも便利屋なのですか？　一体どっちなのですか？」と問いたくなる人もいるでしょう。医師の倫理というものは、個人がもっている道徳的価値観とは区別されるものだと個人的には考えています。医師としての責任の上に成り立つという意味では、責任倫理といえます。個々の医師には思想や哲学があり、あるいは特定の宗教を信じているかもしれません。しかし医師は、それらに関わらず患者の選択を尊重すべきだと思います。患者には選択の自由があるのです。医師の役割は、患者の自由な選択を尊重するために情報を与えることであって、方向性を決めるものではありません。もちろん医師はそれぞれ自分なりの考えを持ちますが、医療行為としての自らの言動の意味について、常に自問自答しなければならない責任があります。

胚と胎児の存在論的な地位についても触れておきたいと思います。医療現場は、生と死とが隣合わせです。相反するものが同時に存在しているのです。胎児あるいは胚は、人間なのか動物なのか、ヒトなのかモノなのか、果たしてどちらなのでしょうか、どちらでもないのでしょうか。胚や胎児には確固たる存在論的地位が欠如しているので、それらをどのように守るか、という問題に我々は向き合わざるを得ません。我々のモラル感覚が問われる瞬間なのです。

出生前診断であれ何であれ、ある対象を「測定」するという行為は、その対象の存在論的地位に対する我々の意識を反映したものといえるでしょう。より詳細な「測定」が可能になることは、胚であれ胎児であれ、人間の身体内部に存在する生命体が物質として対象化される傾向を招きます。すなわち、ヒトよりもモノとして見るような、そんな見方や考え方につながっていくのです。先ほども紹介したドイツの哲学者ハーバーマスは、こうした状況を「モラル感覚の侵蝕」と呼び、「われわれのモラル感覚は損得勘定に向かって徐々に蝕まれていく」と述べています。

日本でも話題になっている非侵襲的出生前検査（Non-Invasive Prenatal Testing の略でＮＩＰＴ）に関してルブラン氏は、「早くわかる、簡単にわかる、正確にわかる、という売り文句で、いわば底なしの金儲け市場に道を開いてしまった」と、歯に衣を着せぬ手厳しい評価をしていました。

二〇一三年、すなわち二〇一一年の生命倫理法改正から二年足らずの時期に登場した非侵襲的出生前検査（ＮＩＰＴ）をめぐるフランスの状況をご紹介しておきましょう。日本では、母体血を用いた新しいタイプの出生前検査ということで、新型出生前診断と呼ばれているようですが、それと同じものです。ＮＩＰＴは、我々の業界に突如として出現しました。日本でもフランスでも、利点として同じような点が強調されています。まず、妊婦からの採血だけですむので手技として非常に簡単であるということ。侵襲的でないことから、羊水検査や絨毛検査のような流産のリスクを心配する必要がありません。医学的な観点からは、血液型不適合のリスクのある患者、あるいは先天性副腎過形成の家系において、治療的な対応ができるという点では肯定的に評価できるかもしれません。

ＮＩＰＴについては、二つの団体が意見を表明しています。一つは、フランス産婦人科医師会（ＣＮＧＯＦ）による二〇一三年の声明です。もう一つは、しばしばＣＣＮＥと略されますが、国家倫理諮問委員会(Comité Consultatif National d'Ethique pour les Sciences de la Vie et de la Santé)[10]が同じ年に出した答申一二〇号「母体血を用いた胎児の遺伝学的検査に関する倫理問題（Questions éthiques associées au développement des tests génétiques fœtaux sur sang maternel)」です。両団体とも、より早期にスクリーニングできれば、より早期に中絶できて、それは倫理的に「善い」ことであるというような解釈をしています。とりわけＣＣＮＥはＮＩＰＴに好意的です。ＮＩＰＴが妊娠初期に実施され、結果が迅速に得られることで、これまでよりも早い段階での医学的人工妊娠中絶が可能となり、妊婦の心身の負担を軽減することができる、と述べています。これは非常に許しがたいことです。これはまさに、生命体としての胚や胎児に対する意識が麻痺している状態だと私はいいたい。

両団体が共通して提案していることは何かということを見てみましょう。ＮＩＰＴを導入するにあたっては、現在行われているコンバインド・テストによるスクリーングにＮＩＰＴを盛り込む。手始めとして、ハイリスク妊婦に対してのみＮＩＰＴを提供する。そして、将来的にコストが下がった段階で一般妊婦を対象に加え、実質的なマス・スクリーニングに移行する。そのような戦略が考えられています。

ＣＣＮＥもフランス産婦人科医師会（ＣＮＧＯＦ）も、検査の実施時期を重視しているようです。人工妊娠中絶が早期に行われることを倫理的正当化の根拠としてあげています。早期の中絶なら妊婦の心身に対するダメージが少なくてすむという前提があるのでしょう。これについては、すでに述べましたように、当事者にとっては早期だからといって必ずしもダメージが少ないということはありません。また、仮にそうだったとしても、疾患のある胎児を排除するために行われる中絶であるという点では、なんら変わりがありません。

ＣＣＮＥはＮＩＰＴに対して積極的な評価をしています。私から見ると、優生主義にほかなりません。より早く、より多くのスクリーニングを行い、より多くを排除することを肯定しているように見えます。先に述べましたように、なにしろ現在フランスでは、ダウン症候群と診断される胎児の九六パーセントが排除されているのです。将来的には、排除率は一〇〇パーセントになってしまうでしょう。

医療技術の進展はさらに大きく一丸となり、組織だって、さらに淡々としたものへと推し進められようとしています。侵襲を伴う羊水検査や絨毛検査などの流産率をなんら気にしないでいたコンバインド・テストのプロモーターたちが、今度は非侵襲性をうたって、つまり流産のリスクがないことを前面に出してＮＩＰＴを推奨しようとしているのです。ダウン症候群をはじめとして、先天的な疾患を排除しようという方向にまっしぐらに見えるのは私だけでしょうか。

NIPTで陽性の結果が出た場合、基本的には羊水検査が推奨されるわけですが、羊水検査を受けるまでもなく人工妊娠中絶を希望する妊婦もいるかもしれません。そうなると、どんなことが起きるでしょうか。これまで「医学的中絶」の際に義務付けられていた、出生前診断複合研究センターへの報告が必要なくなってきます。NIPTでの陽性あるいは陰性の結果が出る段階は、「自発的中絶」ということで扱うことが可能な期間だからです。「自発的中絶」と「医学的中絶」、両者の本来の意味が完全に混同されています。

妊婦たちは妊娠して最初に受ける検査の結果で、妊娠を継続するか否かという非常に困難な選択肢を与えられてしまうことになりかねません。超音波による検査を受ける前にNIPTを受けるとするなら、最初か、最初でないにしても妊娠早期の妊婦健診時に、胎児の生か死かの選択を突き付けられることになります。最初の超音波検査を受ける前の、非常に早期の段階での、非常に困難な選択となります。スクリーニングの時期がますます早くなり、一般化し、その結果として胎児異常を理由にした人工妊娠中絶がより早期に行われるようになる可能性が十分にあるのです。

もう一つ重要な問題があります。昨今の技術革新は、遺伝子の全スクリーニングをも可能にしています。NIPTには、次世代シーケンサーという新しい解析機器が使用されますが、胎児の遺伝子に関しての網羅的なスクリーニングへの扉を開いてしまうことが懸念されます。現在の出生前診断をめぐる状況はまだそこまでは行っていませんが、すでに扉は開かれているといってもいいかもしれません。将来的には、強迫的に胎児の全遺伝子スクリーニングの世界へとひきずりこまれるのでは、と危惧されます。生まれる前に、遺伝子のレベルでは子どもにこういった傾向があります、といわれたら我々はどうするでしょうか。生まれる前に子どもを選ぶ欲求に駆り立てられることになりはしないでしょうか。実際の子どもの成長・発達には、環境要因が大きく関わってくるのに、です。

NIPTによる出生前スクリーニングを経て、仮にそのあとに羊水検査等で胎児の先天的な疾患が診断されたとしても、その胎児が生まれた後にどのような成長・発達をするのかまで確実に予測することはできません。出生前診断というものは、それによって診断される疾患がどんな疾患であれ、常に不確定要素が伴うものなのです。それなのに、いわゆるゼロトレランス、すなわち不良品は許容しない、という姿勢で臨むのでしょうか。命というものが運命ではなく、あらかじめプログラムされたもの、コントロール可能なものとしてとらえられるようになっていくような気がします。

NIPTは、早くわかる、簡単にわかる、正確にわかる、という売り文句で、いわば底なしの金儲け市場に道を開いてしまったのです。スイスのジュネーブにある、バイオテクノロジーの会社は、「トランクィリティー（TRANQUILITY）」という商品名で、昨年秋にNIPTを売り出しました。様々な媒体にマーケティング記事が載っています。こうした強烈な宣伝活動を行っていわゆる遺伝子ビジネスを展開しようとする企業がヨーロッパには次々と登場しています。この企業の場合ですと、「トランクィリティー（TRANQUILITY）」すなわち「平穏・平静」というキーワードを巧みに使っています。検査をより一層普及させ、同時に妊婦たちの罪悪感をなくそうということでしょう。

我々が作っている「出生前医療を救え」という団体の目的のひとつは、優生主義に対する警鐘を鳴らすこと、そして、出生前診断全般に関する議論を深めようということです。出生前診断について少しでも懸念を表明すると、中絶そのものに反対するプロライフの活動家なのではないかと誤解されたりもするのですが、決してそうではありません。我々は、胎児異常を理由にして中絶を選ぶ個々の妊婦やカップルを非難しようとは考えていません。医療者として、いかなる意味においても、中絶の意思に介入しようとしているわけではないのです。中絶そのものは妊婦やカップルが決めるものですが、彼らの意思が社会的状況や医療者を含む周囲の対応によって大きく左右されているのではないか、という問題意識が我々にはあります。そういったことを含めて、出生前診断をめぐる現状を考え直してみようとしているわけです。

ルブラン氏の講演は話すにつれて熱を帯びてきて、哲学的な内容にもおよび、後半は決定的に時間が足りませんでした。そのため、最後に言及された「出生前医療を救え」という自らがリーダーをつとめる団体の紹介には、多くの時間が割かれることはありませんでした。私にとってはそれが少し残念でしたが、東京講演の翌日に行われた京都での講演では、冒頭で「出生前医療を救え」についての言及がありました。彼によれば、フランス国内では、出生前診断をめぐる現状に懸念を表明する動きは、大きなうねりにはなり得ていないものの、決して孤立無援というわけではなく、産婦人科医や助産師を中心に八〇〇人もの署名が集まるだけの支援者がいること、そして、産婦人科医療の現場を知るものとして、重要な政策決定に際してはそのつど意見表明を行っていることが紹介されました。

私は、フランスの出生前診断をめぐる現実から何を学ぶことができるのか、と考えました。ひとつは、出生前診断についての諸情報を妊婦やカップルに提供をするということ、そのものに含まれる矛盾です。情報は単に提供されればそれでいいというものではありません。それは、決して、情報を出し惜しみするとか、「寝た子を起こすな」ということではありません。ましてや、「由らしむべし知らしむべからず」という旧態依然とした対応を推奨するという意味でもありません。

くどいようですが繰り返すと、フランスでは出生前診断を受けることが妊婦側にとって義務なのではなく、それについての情報を提供することが医療者側にとって義務なのです。ひるがえって日本は、医療者による情報提供は、こと出生前診断に関しては義務ではありません。義務にすべきだという議論もないわけではありません。「遅れた日本、進んだ欧米」という、日本の医療関係者の間にそこはかとなく漂う空気に流されることなく、なぜ一律に義務にしていないのか、という意味を認識する必要があると思います。

また、たとえ医療者側の情報提供が義務ではないにしても、ひとたび医療者から情報を提供されたときに、出生前診断イコール受けるべきもの、というニュアンスで伝わってしまう可能性は十分あるということを、フランスの実情は如実に表しています。受けるべきもの、という言い方が強すぎるなら、どちらかというと受けた方がいいものとして、あるいは、熟考する前に多くの人が受けるなら受けておく方がいい、とつい思ってしまうようなもの、とでもいうほうがいいかもしれません。

現在の日本には、ＮＩＰＴという新しいタイプの検査の登場に、医療関係者のみならず、いささか大げさな言い方をすれば、社会全体が戸惑っている状況があります。熟慮のための期間や環境が与えられれば選択しないかもしれない、少なくとも逡巡するかもしれない検査が、みんなが受けるなら受けておこうレベルにハードルが下がる可能性は、我々日本の関係者が想像している以上に大きいかもしれません。そのことをフランスの実情が示唆していると思うのです。

ルブラン氏は、東京と京都での講演を終え、東京では医療機関の視察を、京都では新緑の古都を少しだけ楽しんでフランスにもどりました。ルブラン氏は、出生前診断をめぐって日本の医療関係者が倫理的側面からの議論をしていることを驚きもって受けてとめていたようです。その後も、本書の編者である山中、坂井、玉井をはじめ、ルブラン氏の講演会開催に協力してくださったメンバー宛に、フランスの出生前診断をめぐる情報が届けられています。

講演内容を紹介することを快く許してくださったルブラン氏と、的確な通訳で二回の講演をささえてくれた飯田薫氏、そしてフランスの生命倫理全般に関して最新の貴重な情報を提供してくれた小門穂氏と柿本佳美氏に感謝して稿を閉じます。

[注]

1　一七九九年に創設されたフランス独自の行政組織であり、政府に対する法律上の顧問および法制上の調査機関として機能している。また、高級官吏の養成所や行政裁判所としての機能をも果たしている。行政最高裁判所と訳されることもある。

2　フランス国務院（コンセイユ・デタ）による二〇〇九年報告書、Conseil d'État: La révision des lois de bioéthique, La documentation française, 2009

3　一九九四年に医療技術全般を包括的に規制する三つの法律として制定されたため、生命倫理三法、あるいは生命倫理法群とも呼ばれる。その後、二〇〇四年に改正され、さらに二〇一一年に大きな改正がなされ現在に至っている。服部有希「生命倫理関連法の制定（立法情報　フランス）」『外国の立法』第二四九号、一二頁～一五頁、二〇一一年。

4　山本由美子「現代フランスにおける医学的人工妊娠中絶（ＩＭＧ）と「死産」の技法」立命館人間科学研究二三巻、二五頁～三六頁、二〇一一年。

5　フランス国内の主要な都市四九数か所（二〇一四年の段階での報告数）に設置されている。坂井律子氏は

6 「出生前診断に関する学際センター」と訳しているが、ここでは前述の服部論文にならった。

7 本書のコラム「ペリュシュ判決とその影響」（本田まり）を参照のこと。

8 人の選別の組織化を目的とする優生学的措置の実施行為は懲役三〇年および罰金七五〇万ユーロを科される。

9 Valerie Seror, Yves Ville, Prenatal screening for Down syndrome: women's involvement in decision-making and their attitudes to screening. Prenatal Diagnosis, 29(2):120-8, 2009.

10 『人間の将来とバイオエシックス』（法政大学出版局、二〇〇四年）など多くの著作がある。最近では「リベラル優生学」批判が有名で、論争にもなっている。

一九八二年に体外受精にフランスで初の体外受精児が誕生したことを契機に、当時のミッテラン大統領のもとで一九八三年に創設された。委員会の定員は四〇名で、医学界だけでなく社会の各層を代表する意見を取り入れることを重視し、委員の中にはカトリック、プロテスタント、ユダヤ教、イスラム教を代表する四名が含まれている。

〔補遺〕

パトリック・ルブラン先生をぜひ日本にお招きしたいと考えた理由のひとつに、諸外国では出生前診断をそんなにすんなり受け容れているのだろうか、という私自身の積年の疑問があったことは本文中に書いた通りです。それなら、研究者のはしくれとして、せめて入手可能な海外文献から情報収集をすべきところですが、なかなか思うにまかせず、相変わらず行き当たりばったりの文献読みの中から、フランスに関連する貴重な論考を見つけたので、紹介しておきたいと思います。

読者の皆さんとシェアしたいのは、カリーヌ・ヴァッシ（Carine Vassy）氏らの一連の研究です。彼女らは、フランスにおいて出生前診断、とりわけダウン症をターゲットにするようなかたちで出生前診断が普及したのは、単にそれを求める人々がいたからというだけなのか、という問題意識に基づいて調査研究を行っています。

一連の研究は、フランスでは出生前の胎児のスクリーニング検査を受ける比率がイギリスやオランダよりも高い（三か国でフィールドワークをしたうえでの検討を二〇一四年の共著論文で展開しています）という現状認識を出発点としています。そして、フランス社会が胎児の出生前スクリーニング検査を受け容れた要因は、単に妊婦の要求にとどまらない、もっと多くのかつ複雑な要因が背景としてあるという結論に至っています。

ヴァッシ氏は、妊婦を三つのグループに分けて考えます（二〇〇五年論文）。

①検査を積極的に受け入れているグループ：多くは障害のある子どもを産んだことがある母親。しかし、検査が強制的になることには反対。また検査の正確さ、情報の不足、その他、検査の実施体制に対しては明確かつ批判的な要求を持っている。

②出生前の検査について何の意見も持っていない態度保留のグループ：ほかの人がどうしているかを知りたがり、医師にどうすればいいかをたずねる。こうした対象に対してフランスの医療関係者は中立ではいられない実態がある。同意すらとられていない可能性もある。

③検査に反対のグループ：少数だが、一定程度昔からいた。しかし無視され、医療関係者にも理解されなかったので、あたかもいないかのように扱われてきた経緯がある。

第二のグループは、当然のことながら、明確な自分の意見を持っていないために、意思決定は医療関係者の態度に大きく左右されます。ヴァッシ氏はこのグループがマジョリティであると見ています。

フランスでも、出生前診断を優生学の観点から批判していた人は、人文社会系の研究者の中には少数ながら存在していました。しかし、政策を決定する人々に顧みられることはありませんでした。九〇年代の半ば以降、政策決定にかかわる人々が、ようやく当事者の意見に耳を傾けはじめたのですが、しかし、その頃には制度が出来上がってしまっていたのです。政策決定のみならず、新たなモラルの構築において重要な役割を果たしたのは生物医学研究者であり、妊婦、女性やカップルなどは受動的な役割を果たしたに過ぎないのではないか。それが、ヴァッシ氏のとらえ方です。

二〇〇六年論文では、関係者二四人に対する聞き取り調査の結果をもとに、さらに詳細に、とりわけフランスの生物医学者が果たした政治的役割が分析されています。

・Vassy C. How prenatal diagnosis became acceptable in France. Trends Biotechnol; 23:246-9. 2005.
・Vassy C. From a genetic innovation to mass health programmes: the diffusion of Down's Syndrome prenatal screening and diagnostic techniques in France. Soc Sci Med; 63:2041-51. 2006
・Vassy C, Rosman S, Rousseau B. From policy making to service use. Down's syndrome antenatal screening in England, France and the Netherlands. Soc Sci Med; 106:67-74. 2014

コラム2 ペリュシュ判決とその影響

本田まり

フランスでは「生まれてくる子が診断の時点で不治と認められた特に重篤な疾患に罹っている強い可能性がある」場合、医学的理由による妊娠中絶（interruption de grossesse pratiquée pour motif médical, IMG）を実施することができます（公衆衛生法典L. 2213-1条）。破毀院（司法の最高裁判所）は、二〇〇〇年一一月一七日の判決（ペリュシュ〔PERRUCHE〕事件）[1]により、wrongful life 訴訟[2]の成立を認めました。この事例において、妊娠初期に風疹感染の疑いがあったペリュシュ夫人は、子が障害をもつ可能性のある場合には妊娠中絶を行う意思を表明していました（当時の公衆衛生L. 一六二-一二条）。しかし、医師および研究所が抗体価検査の評価を誤って夫人に伝え、生まれてくる子に障害はないと信じさせた結果、一九八三年一月に出生した子（ニコラ〔Nicolas〕）にはグレッグ症候群の兆候（重篤な神経障害、聴覚障害、右目の緑内障および心臓病等）が見られました。両親および子の名による提訴に対し、破毀院は「ペリュシュ夫人との間に締結された契約の履行に際し、医師および研究所が犯したフォート（faute）〔非行、過失――筆者注〕は、彼女が障害をもつ子の出生を避けるための妊娠中絶を選択することを妨げたので、その子は、この障害から生じ、認定されたフォートによって引き起こされた損害の賠償を請求することができる」と判示しました。破毀院は、その後、子の名による賠償請求を認める判決[3]を繰り返しています。

ペリュシュ判決に関しては、障害者の生および両親の犠牲と愛情とをないがしろにするものであるとして障害者団体からの、さらに賠償責任を広く負わされるようになった医師等からの非難が相次ぎました。新聞が判決、学説からの批判、および国家倫理諮問委員会の意見等を掲載したため、世論が喚起されました。

ジャン＝フランソワ・マテイ（Jean-François MATTEI）議員（小児医学および遺伝医学の教授）による法案は、ペリュシュ判決に終止符を打つためのものでした。《反ペリュシュ》法は「病者の権利および保健制度の質に関する二〇〇二年三月四日の法律[4]」（以下、「二〇〇二年法」）の

第一編「障害者に対する連帯」として制定され、二〇〇二年三月七日に施行されています。二〇〇二年法は、当時保健大臣であったベルナール＝ジャン・クシュネル（Bernard Jean KOUCHNER）（医師）の名をとって「クシュネル法」と呼ばれます。この法律の一条Ⅰ一項が、wrongful life 訴訟の成立を否定します。二項は、出生前侵害について定めます。三項は、wrongful birth 訴訟[5]における賠償の範囲を両親の損害に限定し、子の障害から生じる特別な費用に対する補償は国民連帯に属すると規定します。国務院（行政の最高裁判所）は、一九九七年二月一四日の判決（カレス〔QUAREZ〕事件）[6]により、子の障害から生じる特別な費用の賠償を含めて wrongful birth 訴訟の成立を認めていましたが、これが否認されました。四項は、前三項を二〇〇二年法施行日に進行中の訴訟手続に適用することを定めており（経過規定）、欧州《ヨーロッパ》人権裁判所（以下、「人権裁判所」）およびフランスの憲法院において問題となります。その後、「障害者の権利および機会の平等、参加ならびに市民権のための二〇〇五年二月一一日の法律[7]」（以下、「二〇〇五年法」）により、二〇〇二年法一条Ⅰ一項～三項は社会施策・家族法典[8]L. 114-5 条へ移行されました（二〇〇五年法二条Ⅱ一）。二〇〇二年法一条Ⅰ四項は、二〇〇五年法二条Ⅱ二に規定されました。

フランスの行政地方裁判所で認められていた財産的損害の賠償が、進行中の訴訟手続で認められなくなったことについて、ドラオン夫妻およびモーリス夫妻が人権裁判所へ提訴しました。人権裁判所は、大法廷による二〇〇五年一〇月一六日の判決で、二〇〇二年法一条の欧州《ヨーロッパ》人権条約第一議定書一条違反（財産権侵害）を認めました（ドラオン〔DRAON〕事件[9]およびモーリス〔MAURICE〕事件[10]）。人権裁判所による判決を受け、破毀院は、子の名による損害賠償請求について、ペリュシュ判決の理論に立ち戻る判決[11]を下しています。憲法院は、二〇一〇年六月一一日の判決[12]により、社会施策・家族法典L. 114-5 条一項および三項は合憲と判断しましたが（一条）、二〇〇五年法二条Ⅱ二は違憲としました（二条）。これにより、二〇一〇年六月一二日付で、二〇〇五年法二条Ⅱ二は削除されています。

フランスにおいては、親による損害賠償請求は認められています。子の名による損害賠償請求は、国務院等では認められていませんが、破毀院では認められています（二〇一七年一〇月現在）。

［注］

1 Cass. Ass. plén., 17 novembre 2000, n°99-13.701 : Bull. civ. I, n°. 9.

2 狭義には、医師等が過失を犯さなければ、先天的障害〔先天（性）異常〕をもつ自分の生命（出生）は回避することができたとして、子の名により提起される損害賠償請求訴訟をいいます。広義には、他人の過失により不遇な状況に生まれた子の名で提訴されたものを含みます。

3 Cass. Ass. plén., 13 juillet 2001, n° 97-17.359, n° 97-19.282 et n° 98-19.190 : Bull. inf. C. Cass., n° 542 ; Concl. Jerry SAINTE-ROSE, note François CHABAS, JCP G 2001, II 10601. Cass. Ass. plén., 28 novembre 2001, n° 00-11.197 et n° 00-14.248 : Concl. Jerry SAINTE-ROSE, note François CHABAS, JCP G 2002, II 10018.

4 Loi n° 2002-303 du 4 mars 2002 relative aux droits des malades et à la qualité du système de santé : JORF n° 54 du 5 mars 2002, p. 4118, texte n° 1.

5 医師等が過失を犯さなければ、先天的障害をもつ子の出生（出産）は回避することができたとして、親が提起する損害賠償請求訴訟をいいます。

6 CE, sect., 14 février 1997, n° 133238 : Rec. Lebon (CE), p. 44, concl. Valérie PÉCRESSE ; JCP 1997, II 22828, note Jacques MOREAU.

7 Loi n° 2005-102 du 11 février 2005 pour l'égalité des droits et des chances, la participation et la citoyenneté des personnes handicapées : JORF n° 36 du 12 février 2005, p. 2353.

8 Code de l'action sociale et des familles（CASF）.

9 CEDH, Draon c. France [GC], 16 octobre 2005, n° 1513/03.

10 CEDH, Maurice c. France [GC], 16 octobre 2005, n° 11810/03.

11 Cass. 1re civ., 24 janvier 2006, n° 01-16.684 et 01-17.042 ; Cass. 1re civ., 24 janvier 2006, n° 02-13.775, etc.

12 Cons. const., Décision n° 2010-2 QPC du 11 juin 2010 : JORF n° 134 du 12 juin 2010, p. 10847, texte n° 69.

［参考文献］

本田まり 2003「《Wrongful life》訴訟における損害――フランス法を中心として（1）（2・完）」上智法学論集 46(4)：63-90・47(1)：118-130

―――― 2008「《反ペリュシュ法》その後――欧州人権裁判所との関連で」上智法学論集 51(3･4)：125-148

―――― 2017「《反ペリュシュ》法の適用――フランスにおける判例の展開」上智法学論集 60(3･4)：71-95

第2部

遺伝相談の歴史に学ぶ

第4章

自分たち自身で決めるのに必要なことは
――「自己決定」の落とし穴

佐藤孝道

1　出生前検査、受ける受けないを決めるのはカップル（＝自分たち自身、あるいは妊婦本人）

出生前検査を受ける受けないは、誰が決める（権利をもっている）のでしょうか。ほとんどの人は、ためらうことなく、カップル（あるいは妊婦本人）と答えるでしょう。筆者も同じ意見です。

しかし、微妙な意見の違いもあります。例えば、カップルは医学知識が乏しく自分たちでは決められないから、医療者や近親者の強い助言があった方がいいと考えているひともいます。あるいは自己決定では、医学的・倫理的に、誤った判断をしてしまうと危惧する医療者（遺伝カウンセラー、臨床遺伝専門医、産科医など）もいます。こうした医療者は、カウンセリングや診療の場でカップルを「教育」し、「適切な」「自己決定」に導く必要があると考えています。「カウンセリングの結果、よい方向に（つまり、医療者が意図する方向に）カップルが決断した」とする学会発表を耳にすることがあります。こうした考えは、自己決定を尊重しているようですが、微妙に違います。

「自己決定」とは、「他の人の偏った意見や誤った情報に影響されずに、判断に必要な正確で偏らない情報を得て、自分自身（もちろん子どもや家族も含めて）にとって、最善と考えられる方向を、自律的に、自分自身の責任を持って選択すること」です。そしてその場を提供するのが、カウンセリングです。したがって、そもそも、医療者やカウンセラーが「よい方向」とか「悪い方向」とか、評価すること自体が、当事者の自己決定を否定していることになります。医療者が善し悪しを判断するのであれば、それはカウンセリングとはいえません。カウンセリングの場で医療者に求められるのは、判断に必要な「正確で偏らない情報」を「わかりやすく」提供し、「自分たち自身（もちろん子どもや家族も含めて）にとって、最善と考えられる方向を、自律的に、自分自身の責任を持って選択すること」ができる場を提供することです。

2　カップルが、自己決定に当たって受ける制約は、合法的か否かだけ

カップルが、出生前検査を含め妊娠や出産に関する自己決定をするに当たって、受ける制約は合法的か否かだけです。本来、合法的な範囲内で、産む・産まないを決定する権利はカップルにあります。結果に責任をもつのもカップルですからこれは当然です。

ＷＨＯも「すべてのカップルと個人は、それぞれの子どもの数、産む間隔やいつ産むかを、自由に、責

任をもって決めることができ、そのために必要な情報と手段を手に入れることができる権利、そして、性および生殖について最高水準の健康を手にいれる権利がある。その中には、差別・強制・暴力のない状態で、生殖に関する決定をする権利も含まれる」[1]としています。いわゆるリプロダクティブ・ライツの考えです。しかし、世界にはなおリプロダクティブ・ライツが認められていない国や地域もあるし、リプロダクティブ・ライツという考え自体は、一九九四年国際人口開発会議（ＩＣＰＤ、カイロ）で提唱された概念で、それからまだ二〇数年しか過ぎていません。

リプロダクティブ・ライツの考え方は、出生前検査や合法的な範囲内での人工妊娠中絶にも当てはまります。マスコミでは、「出生前検査には倫理的問題がある」としばしば指摘されます。そして、その倫理的問題が、あたかもカップルの選択に関して存在するかのような書き方がされます。例えば二〇一二年一一月二二日の「おはよう日本」[2]では「アメリカで開発された手軽で精度の高い検査法が日本でも導入される見通しになり、安易な中絶が増えるおそれがある」と懸念されています。しかし、出生前検査を受けないというカップルの自己決定に、倫理的制約があると考えるのは間違いです。先に書いたＷＨＯのリプロダクティブ・ライツにも、「倫理的制約がある」とは何処にも書かれていません。カップルに求められるのは、公正で最新の正確な情報をわかりやすく手に入れて、自由にそして責任をもって決めることだけです。

これに対して倫理的制約があるのは、医療者の側、あるいは、社会や国の側です。カップルにはリプロダクティブ・ライツがあるのですから、それを保障するシステムや環境を作ることが、医療者、そして社会や国の側に求められます。それこそが、「出生前検査の倫理的問題」なのです。

遺伝カウンセリングも、カップルがリプロダクティブ・ライツを具体化する場です。先に書いたように医療者が、カップルの決定を「善い」とか「悪い」とか、評価すること自体、問題外です。カップルの「自由に責任を持って決める権利」を否定していることになります。

日本産科婦人科学会（以下、産婦人科学会）は「着床前診断に関する見解」のなかで「適応の可否は日本産科婦人科学会において申請された事例ごとに審査される。本法は、原則として重篤な遺伝性疾患児を出産する可能性のある、遺伝子変異ならびに染色体異常を保因する場合に限り適用される」（平成二二年六月二六日[3]）としています。つまり、着床前診断を行ってよいかどうかを、産婦人科学会が一例一例、それが「重篤」な疾患かどうかを審査して決めるというのです。カップルが医療者と接触する場は「遺伝カウンセリング」ですが、著者にはリプロダクティブ・ライツを具体化する場には思えません。審査をする第三者がいる遺伝カウンセリングは「カップルが自由に、責任をもって決める権利」を具体化する場などではなく、単なる「申請窓口」にすぎません。申請が却下されれば、それをカップルに無理矢理納得させる場でしかありません。そもそも何が「重篤な」疾患かは、個人によって捉え方が違います。ある疾患にかかって死が差し迫っている成人の状態を「重篤」と呼ぶのとは決定的に違うのです。生まれた方がいいかどうかを考える指標としての「重篤」です。本来はその疾患に罹患した当事者にしか決められないでしょう。しかし、当事者は「未来の」子どもだから、「重篤」か否かの判断を自分ではできません。そこで、リプロダクティブ・ライツのなかに、自由とともに「責任を持って決める権利」が親にあることが書かれているのではないでしょうか。

その疾患が重篤か否かを、第三者である産婦人科学会が判断すること自体が、リプロダクティブ・ライツの考えに反しています。そしてその疾患に罹患して現在生きて生活している人たちは、自分たちが生まれてこない方がよかったほど「重篤」な病気に罹患していると学会が認定することに、どのような想いを抱くでしょうか。

出生前検査の「基準」を決めようとする動きは最近もあります。日本産科婦人科学会倫理委員会、母体血を用いた出生前遺伝学的検査に関する検討委員会の「母体血を用いた新しい出生前遺伝学的検査に関する指針 二〇一三」によると、「本検査（つまりNIPT）を行う対象は客観的な理由を有する妊婦に限るべきである」と書かれています。この文に続いて「不特定多数の妊婦を対象としたマススクリーニングとして母体血を用いた新しい出生前遺伝学的検査を行うのは厳に慎むべきである」と書かれていますから、マススクリーニングの防止を目指してるのだろうと推測できますが、「客観的理由を有する妊婦」を決めて実施すること自体が当該妊婦を検査に誘導することになりますから、マススクリーニングになるのではないでしょうか。さらに、妊娠・出産についての選択は、極めて個人的なことであって、「客観的」理由を判断の基準にするのは不適切でしょう。

さて、出生前検査について、受ける受けないを決定する権利が誰にあるかについて、カップルの男女どちらに決定権があるかも問題になります。もちろんほとんどの場合、カップルの意見は同じなので（あるいは、折り合いをつけて同じになるので）、このことが問題になることは稀です。しかし、すべてのカップルでそうだとはいえません。出生前検査について最終的に意見が食い違った場合、検査を受ける当事者は女性なので、女性に権利があると著者は考えますが、ここではこれ以上は触れません。なお、出生前検査の後、人工妊娠中絶を選択しようとする場合は、「都道府県の区域を単位として設立された公益社団法人たる医師会の指定する医師（以下「指定医師」という）は、次の各号の一に該当する者に対して、本人及び配偶者の同意を得て、人工妊娠中絶を行うことができる」（母体保護法第一四条）となっていますから、配偶者の同意がなければ、法律的には人工妊娠中絶ができません。

母体保護法のこの条文では、人工妊娠中絶が「できる」の主語は指定医師です。もちろん、指定医師以外が行うのは非合法というのがこの条文の主旨です。しかし、人工妊娠中絶を「提案」するのが指定医師で、本人及びカップルはそれに「同意」するだけのようにも読み取れ、人工妊娠中絶をする（受ける）かどうかを決めるのが誰であるかは、ここには明記されていません。

一方、先天性風疹症候群に関する判例（判例の入手は高波澄子〔1997: 39〕による）からみると、判例によって微妙な違いはあるものの、概ね「原告らは，障害児の親として生きるかどうか、ひいては妊娠を継続して出産すべきかどうか苦悩の選択をするべく，その自己決定の前提となる情報を求めていたのである。被告の債務不履行又は不法行為によってその前提が満たされず，自己決定の利益が侵害されたときには，法律上保護に値する利益が侵害されたものとして，慰謝料の対象になるものと解される」（東京地判平四・七・八判時一四六八号一一六頁）とされており、当然、人工妊娠中絶を受けるか否かはカップルの自己決定によります。

さて、前述の母体保護法第一四条の「次の各号の一に該当する者」とは、「一　妊娠の継続又は分娩が身体的又は経済的理由により母体の健康を著しく害するおそれのあるもの　二　暴行若しくは脅迫によつて又は抵抗若しくは拒絶することができない間に姦淫されて妊娠したもの」を指しています。そして、一般に胎児に異常があって人工妊娠中絶が行われる場合は、この「妊娠の継続又は分娩が身体的又は経済的理由により母体の健康を著しく害するおそれのあるもの」に該当するものとして、人工妊娠中絶が行われます。このこと、つまり胎児に異常があって中絶する場合に、それを母体の健康にすり替えるのはおかしいという意見が当然あります。もっといえば、胎児に異常があって人工妊娠中絶をすること（いわゆる胎児条項）を母体保護法は認めていないと解釈することもできます。ただ、現実には胎児に異常があれば、「母体の健康を著しく害するおそれのある」条項を適応して違法とされた判例はなく、先天性風疹症候群児出産を巡る判決でも容認されています。また、胎児条項を法律の条文に明記すれば、それは昔の優生保護法に逆行することになります。確かに人工妊娠中絶を「母体の健康」にすり替えるのは、あたかも母体に責任があるかようになって、女性への負担です。しかし、だからといって胎児条項はもっと問題です。実際、日本では人工妊娠中絶はカップルの「On demand で（要求に応じて）」行われてきました。だとすれば、「本人及び配偶者から人工妊娠中絶の希望がある」場合を追加すればよいのではないでしょうか。

3 「胎児条項」は、優生保護法への回帰で、許されるべきではない

「胎児条項」は、「先天異常を持った個人」の差別につながる可能性があります。

生まれてきた先天異常を持った個人のことではないから、差別とは関係がないとする主張もあります。しかし、人工妊娠中絶の要件に胎児条項が入ることによって、「本来は生まれるはずがなかった命」というラベルが貼られることになります。当事者はどう思うでしょう。差別かどうかは、当事者の気持ちが大切です。その意味では差別になる可能性が高いでしょう。

昭和二三年に公布され、平成八年に母体保護法に改題、改正された優生保護法には、「優生上の見地から不良な子孫の出生を防止する」ことが「母性の生命健康を保護する」こととともにその目的として記載されていました。人工妊娠中絶の要件には、母体保護法で記載された要件以外に、具体的に「一　本人又は配偶者が精神病、精神薄弱、精神病質、遺伝性身体疾患又は遺伝性奇形を有しているもの　二　本人又は配偶者の四親等以内の血族関係にある者が遺伝性精神病、遺伝性精神薄弱、遺伝性精神病質、遺伝性身体疾患又は遺伝性奇形を有しているもの、三　本人又は配偶者が癩疾患に罹つているもの」があげられていました。現在の母体保護法は、この差別的な「不良な子孫の出生を防止」の目的が削除されて改題、成立した法律です。優生保護法では、「精神病、精神薄弱、精神病質、遺伝性身体疾患又は遺伝性奇形」がある胎児は「不良な子孫」と法律が規定していたのです。逆にいえば、優生保護法から胎児条項部分を削除して成立したのが母体保護法です。いまなお母体保護法に「胎児条項」の記載を求めるものがいますが、歴史に逆行し優生思想への回帰でしかありません。たとえ「不良な子孫」という言葉が「重篤な疾患を持った子孫」に書き換えられたとしても同じではないでしょうか。

4　出生前検査を受ける受けないを学会や社会、国家が決めるべきではない

カップルが出生前検査やあるいは人工妊娠中絶を受ける受けないを決めるにしても、「基準」がないと決められないから、あるいは安易に決めてしまうから、前述のように法律で「胎児条項」を明記したり、

公的審査機関などで審議して方針を示すのが望ましいと考えているものがいます。こうした論議の中で必ずといっていいほど主張されるのは「基準や規制がなければ、軽い異常の疾患で安易に出生前検査や人工妊娠中絶が行われる」というものです。

確かに、欧州には人工妊娠中絶についてそうした公的審査機関を持つ国もあります。換言すれば、一定の法的あるいは「公的」基準の枠内でのみ、自己決定ができるようにしようとするものです。あるいは特定の異常については、さらに妊娠が進んでも人工妊娠中絶が可能にしようとする側面もあります。

しかし、カップルの選んだ選択肢が合法的な範囲内であれば、すべて受け入れるのがリプロダクティブ・ライツの考えではないでしょうか。

出生前検査を受ける受けないを、産婦人科学会のような第三者機関が決める。一見、妥当な考えに聞こえますが、本当にそうでしょうか。この考えの先にあるのは「重い異常の疾患であれば、人工妊娠中絶をしても構わない」「人工妊娠中絶を行って当然」ということではないでしょうか。つまり「軽い」疾患の中絶を一見防ぐように見えながら、実は「重篤な」疾患の出生前検査や人工妊娠中絶の促進に繋がる効果の方が大きいでしょう。

何故なら、「軽い異常の疾患で安易に出生前検査や人工妊娠中絶が行われる」ことなど、あり得ないからです。データがないので、個人的な経験で述べるしかありませんが、私自身は一万例に近い妊娠、出産が関係する遺伝カウンセリングに直接・間接に係わってきました。出生前検査も数千例になります。その中で、疾患の軽重に係わらず、「安易に」出生前検査を受けたり、人工妊娠中絶を受けた例を経験したことはありません。

5 「安易な」検査や中絶はないが、社会や組織によって簡単に自己決定が「誘導」された例は最近もある

ほとんどの医療者、学会などの組織は、建前としては、出生前検査や人工妊娠中絶は当事者が自己決定すべきものとしています。しかし、母体保護法に胎児条項の追加を主張するものはいるし、着床前診断について学会の「事例毎の審査」のような例もあります。そして、妊婦やその家族は、もちろん専門家ではないから、医師やカウンセラー、学会、マスコミなどが行うわずかな情報操作で、それが意図的であるか否かに拘わらず、出生前検査や人工妊娠中絶が「簡単に」誘導されて増加します。つまり、「安易な」出生前検査や人工妊娠中絶はないが、「簡単に」誘導されることはしばしばです。

つい最近もありました。いわゆる「新型出生前検査」に関する報道です。新型出生前検査という言葉は、日本のマスコミが作った造語です。NIPT：Non-Invasive Prenatal Test（非侵襲的出生前検査）やMaternal blood cell-free fetal DNA test（母体血中細胞外胎児DNA検査）の方が正確で国際的にも通用します。ここでは以下、この検査をNIPTと呼びます。「新型」とマスコミが書くこと自体が、この検査を妊婦やその家族に注目させ煽ることになるのではないでしょうか。

NIPTについての最初の報道は、二〇一二年八月二九日読売新聞の「妊婦血液でダウン症診断」「国内五施設」「精度九九パーセント、来月から」という報道です（図1）。他の新聞などもすぐ追随して「精度九九パーセント」という言葉が拡散しました。そして、後に登場する「新型」という言葉と相まって、

妊婦やその家族を検査へとせき立てることになりました。

しかし、「精度九九パーセント」は、読売新聞が見出しとして独自に作った言葉ではありません。この報道の少し前にＮＩＰＴコンソーシアムという産婦人科医や遺伝カウンセラーが作るグループが、ＮＩＰＴを日本でも導入しようとしていた企業とともに開いた会合で、「母体血胎児染色体検査はスクリーニング検査という位置づけですが、精度が九九・一パーセントと高いため他のスクリーニング検査とは異なり確定的な要素が大きくなる検査です」と主催者グループの一人が報告したのが、そのまま新聞報道の見出しとして使われたのです。

多少なりとも医療で使われる検査に理解があれば、こうした検査に、「感度」（罹患しているものを罹患していると正しく診断する確率）や「特異度」（罹患していないものを罹患していないと正しく判断する確率）、「陽性的中率」（検査で陽性であった場合、本当に罹患している確率）という用語はあっても、ＮＩＰＴコンソーシアムや読売新聞が使ったような意味で「精度」と言う言葉は使わないことは基礎的知識のはずでした。おそらく一般の人は精度九九・一パーセントといわれれば、陽性の場合は九九・一パーセントが患者だと思うでしょう。しかし、前述のように、これは陽性的中率と呼ばれ、精度とは呼びません。検査で使う「精度」とは、あるものを測定した場合、その測定値のばらつきの小ささの尺度です。

感度や特異度が非常に高い検査でも、罹患率が非常に低い集団で検査をすると陽性的中率はかなり低くなります。つまり、検査で陽性とされても、実際に患者である確率がかなり低くなるのです。これは我が国の妊婦健診にエイズを引き起こすＨＩＶに関するスクリーニング検査が導入されたとき、繰り返し強調され医療者が学んだことです。ＨＩＶ検査は感度も特異度もとても高い検査ですが、日本では妊婦のエイズ患者は極めて稀だったので、陽性と診断されても陽性的中率がかなり低く、必ず確認検査が必要なことが強調されたのです。検査の感度や特異度が低いから確認検査が必要だったのではありません。例えば感度が九九・九九パーセント、特異度が九九・九パーセントの検査でも、罹患率が一万人に一人の集団で検査をすれば、陽性的中率は五〇パーセント程度でしかありません。だから確認検査が必須だったのです。

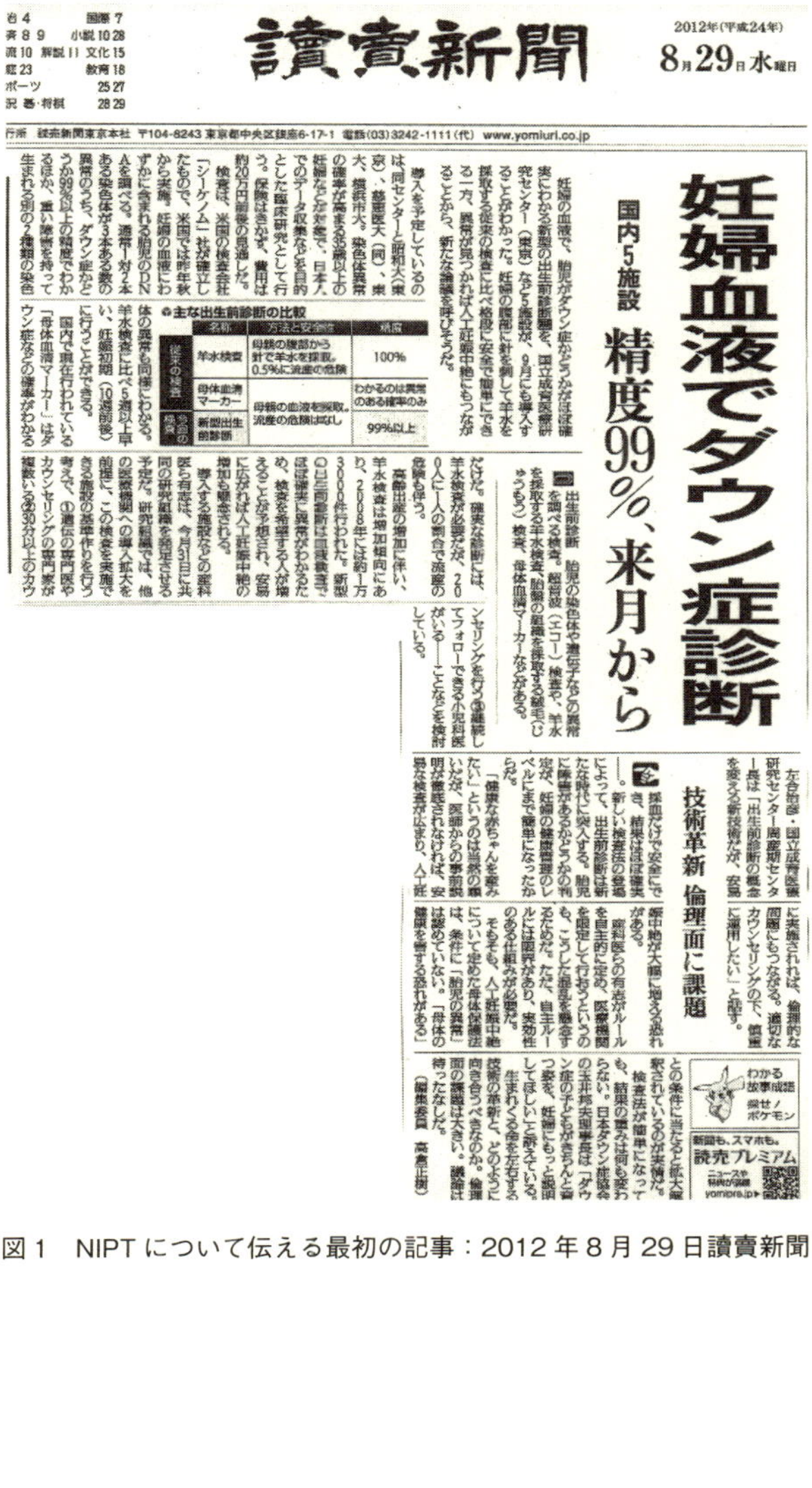

讀賣新聞

2012年(平成24年)

8月29日 水曜日

発行所 読売新聞東京本社 〒104-8243 東京都中央区銀座6-17-1 電話(03)3242-1111(代) www.yomiuri.co.jp

妊婦血液でダウン症診断

国内5施設 精度99%、来月から

主な出生前診断の比較

	名称	方法と安全性	精度
従来の検査	羊水検査	母親の腹部から針で羊水を採取。0.5%に流産の危険	100%
従来の検査	母体血清マーカー	母親の血液を採取。流産の危険はなし	わかるのは異常のある確率のみ
今回の検査	新型出生前診断	母親の血液を採取。流産の危険はなし	99%以上

用語 出生前診断 胎児の染色体や遺伝子などの異常を調べる検査。超音波（エコー）検査や、羊水を採取する羊水検査、胎盤の組織を採取する絨毛（じゅうもう）検査、母体血清マーカーなどがある。

技術革新 倫理面に課題

図1 NIPTについて伝える最初の記事：2012年8月29日讀賣新聞

ＮＩＰＴは感度九九・一パーセント、特異度九九・九パーセントと報告されました（Palomaki GE 2012: 296）。しかし、ダウン症候群の胎児の頻度が〇・三パーセントの頻度の集団（およそ三五歳の妊婦）でこの検査を行ったとき、陽性的中率は約七五パーセントです。つまり、検査で陽性とされても、およそ四人に一人の子どもはダウン症候群ではありません。同じ感度と特異度の検査であれば、陽性的中率はその集団の罹患頻度に大きく影響されます。

「感度」「特異度」「陽性的中率」などの意味は、遺伝カウンセリングをしようとする医師やカウンセラーとしては、理解していなければならない基礎的知識です。医療者が企業と組んで何かをやることはあります。しかし、企業のいうがままに情報発信をするのは医療者の倫理に反します。企業にとって利益が第一になるのは仕方がないのですから、医師はあくまで患者の視点に立たないと、「素人」である国民や患者の自己決定など容易に踏みにじられてしまいます。

　企業はより莫大な収益を上げるために、資金を投入します。医師にも資金が流れるはずでその資金と医師の関係について、常に公開する必要があります。企業と医療者が組むことが悪いのでも、資金が流れることが悪いのでもありません。「利益相反」というのは、企業と医師が組んで研究を行う場合の大切な視点です。日本内科学会のＨＰ[4]には、「産学連携で医学研究を行う場合、何故、利益相反が問題になるのですか？」に対する回答として「利益相反」についてわかりやすく書かれているので一部略して引用をさせていただきます。

「人間を対象とする医学研究を産学連携で行う場合に考慮を要するのは、（中略）医学研究の対象・被験者

として健常人、患者などの参加が不可欠であるという点であります。したがって（中略）医学研究に携わる者には、一方において研究者として資金及び利益提供者である製薬企業などに対する義務が発生し、他方においては被験者の生命の安全、人権擁護をはかる職業上の義務が存在します。同一人におけるこのような二つの義務の存在は、単に形式的のみならず、時には実質的にも相反し、対立する場面が生ずることになります。一人の研究者をめぐって発生するこのような義務の衝突、利害関係の対立・抵触関係がいわゆる利益相反（中略）と呼ばれる状態です。換言すれば産学連携で行われる医学研究は形式的に見るかぎり、ほとんど利益相反の状態にあると云えます」

したがって医学論文の発表にあたっては、特定の企業と組んで行う場合、今日、利益相反の開示が国際的にも求められています。

研究が始まった当初、ＮＩＰＴコンソーシアムは前述の企業と組んで研究を始め、その企業と組まないとＮＩＰＴ研究機関はＮＩＰＴコンソーシアムには入れませんでした。ＮＩＰＴコンソーシアムのＨＰによれば[5]、我が国でＮＩＰＴを実施している施設は平成二八年一二月時点で七八施設あり、うち七三施設がＮＩＰＴコンソーシアムの中で「臨床研究」を進め、残りの五施設は別の企業と組んでＮＩＰＴコンソーシアムから独立してＮＩＰＴ関連研究を行ってきました。つまり、ＮＩＰＴコンソーシアムは「精度九九・一パーセント」発表当時から特定の企業と組んで研究を進めてきました。それはそれで問題ないのですが、「研究」として行うのなら利益相反の有無をＨＰ上などでも明示した方がフェアではないかと考えます。さて出生前検査のマーケットは米国で、一年間に一三億米ドル（一ドル＝一〇〇円として二三〇〇億円）に達すると推定されている（Agarwal A 2013: 521）、巨大な市場です。

6　日本には出生前検査の「自己決定」が企業に大きく誘導された歴史がある

ＮＩＰＴコンソーシアムが特定の企業だけと組んで研究を開始したことに著者が疑念を感じるのは、少し考えすぎかも知れません。

しかし、一九九五年過ぎから一九九九年頃、日本でもトリプルマーカーＴＭスクリーニング検査（以下、トリプルマーカー検査）を主とした母体血清マーカー検査が急速に広がり、多くの妊婦が検査について十分説明もされず、理解もできないまま検査を受けて、大混乱が起こったことがありました。これは出生前検査の医療現場に企業がパンフレットを作るなどして直接介入したのが要因の一つでした。

母体血清マーカー検査とは、胎児にダウン症候群があると、母体血液中の u-E3、hCG、α‐フェトプロテインなどの物質が増減することと、母体年齢によって胎児がダウン症候群である頻度が異なることを利用して、胎児にダウン症がある確率を計算するものです。この検査ではトリソミー18症候群や神経管開存（無脳症や二分脊椎）の確率も計算できます。一九九五～一九九九年頃に日本で主として行われたのは、上記三つのマーカーを用いたトリプルマーカー検査ですが、現在は上記三つのマーカーに加えてインヒビンＡを加えたクアトロテストＴＭも行われています。

一九九九年六月二三日厚生科学審議会出生前診断に関する専門委員会は、「母体血清マーカー検査に関する見解」のなかで、「対応の基本的な考え方」として次のように述べています。

「本来、医療の内容については、受診者に適切な情報を提供し、十分な説明を行った上でその医療を受けるかどうかを受診者自身が選択することが原則である。しかし、(中略)本検査には、(1)妊婦が検査の内容や結果について十分な認識を持たずに検査が行われる傾向があること、(2)確率で示された検査結果に対し妊婦が誤解や不安を感じること、(3)胎児の疾患の発見を目的としたマススクリーニング検査として行われる懸念があることといった特質や問題点があり、さらに(中略)、現在我が国においては、専門的なカウンセリングの体制が十分でないことを踏まえると、医師が妊婦に対して、本検査の情報を積極的に知らせる必要はない。また、医師は本検査を勧めるべきではなく、企業等が本検査を勧める文書などを作成・配布することは望ましくない」

この見解によって、一九九四年から一九九七年の実施数が四年間で二万五〇九三件、一九九八年一年間で二万一七〇八件と爆発的に広がっていた(左合治彦 2005: 561)母体血清マーカー検査は、その後次第に減少し、二〇〇〇～二〇〇二年には年間一万五〇〇〇～一万六〇〇〇件で落ち着いてきました。おそらく検査を受けたいと個々に希望する人たちが、きちんとした説明を受けて検査を受ければこの程度になるという数で落ち着いたのではないでしょうか。

なぜ、一九九九年に厚生科学審議会専門委員会の見解が出るまで、母体血清マーカー検査受験者数が爆発的に増加したのでしょうか。それは、トリプルマーカー検査に関係した企業が患者向けのパンフレットを作り、検査の進め方を医師に指導し、少なくない医療機関がそれにしたがったからです。さらにその背景には当時アメリカやヨーロッパを中心にしたロングフル・バース・ライフ（Wrongful birth/life）と呼ばれる訴訟があり、その訴訟の多くが周産期の超音波検査に関係していた（つまり、超音波検査をきちんとしていれば子どもの異常が発見でき中絶ができたのに、見逃したために生まれてしまったのは医師の過失であるとする訴訟）ということがあります。訴訟の問題は日本の産婦人科医にとっても身近な問題でした。そんな中「ダウン症の子どもが生まれると訴訟に負けますよ、トリプルマーカーTMスクリーニング検査をやっていればダウン症の子どもが生まれても訴えられないから（あるいは訴えられても）大丈夫」という企業の宣伝が医師の不安感にうまく浸透したのです。ちなみにこのWrongful birth訴訟は障害をもった子どもが生まれたことについて親が医療者に対して訴訟を起こすものであり、Wrongful life訴訟は「障害者には生まれてこない権利がある」として（もちろん両親が代理人になる）医療者に訴訟を起こすものです。欧米ではWrongful life訴訟で賠償金が認められた国があります。

日本ではこうして企業が産婦人科医療の現場に積極的に介入して、トリプルマーカー検査が広がりましたが、一方ではその流れに抗する産婦人科医たちの動きもありました。一九九九年の厚生科学審議会専門委員会の審議で「医師は、（母体血清マーカー検査について妊婦に）積極的に知らせる必要はない」という一文が削除されそうになった際、産婦人科医・小児科医ら三五四名（最終的には四一七名）が、以下の要望書を提出しました。

「私たち産婦人科医の仕事は、母体の状態や胎児の発育を監視し、問題が起こりうる可能性があれば、その原因を医療従事者としてベストを尽くして排除することと考えています。障害のある胎児を排除することは、われわれの本来的な仕事ではありません。胎児の障害を心配してきた妊婦に対して、出生前診断の可能性を説明することは必要でしょう。しかしそれはあくまで個々のカップルの要請に基づくものであって、われわれが進んで障害者を排除しようとしているのではありません。貴委員会にて審議中の母体血清マーカー検査に関する見解について、『医師は、(母体血清マーカー検査について妊婦に)積極的に知らせる必要はない』の一節は、産婦人科医の責務にかかわる重要な指摘であり、この一節を削除されないよう強く要望いたします」

一九九九年六月二三日、厚生科学審議会出生前診断に関する専門委員会が「医師が妊婦に対して、本検査の情報を積極的に知らせる必要はない」とする結論を出したのは、この後のことでした。

7 出生前検査についての「自己決定」は何故難しいのでしょうか、何故容易に歪められるのでしょうか

一九九四〜一九九五年頃、企業が作った医師向けのパンフレットにも「妊婦さん本人が、検査の性能、限界について医師から十分な説明を受け、自分の意志で最終的に決めること」と書かれていましたが、これは建前上のことで、実際は「これは赤ちゃんがダウン症かどうかわかる検査ですからね、今日は貧血、梅毒、風疹の検査なども しますが、一緒に検査しますか、しませんか」といった程度の医師からの説明で

検査が行われていました。筆者が当時勤めていた病院にもトリプルマーカー検査で「陽性」といわれたという患者が一〇〇～二〇〇名受診しましたが、例えば、ダウン症候群がどんな病気か、どんな発育をするか、先天的な病気をもった子どものうちどれぐらいの頻度でダウン症候群があるのか、トリプルマーカー検査の感度や特異度、陽性的中率とは何か、それがどの程度かについて説明されてから検査を受けていた妊婦は皆無でした。

当時、フランスでも母体血清マーカー検査が行われていましたが、検査結果の陽性者五〇四例中二〇〇名からのアンケート調査の報告（Gekas J 1999: 1）があります。そこでは母体血清マーカー検査について検査前に行われた医師からの説明がどうだったか質問していますが、「一般妊娠検査として受けておいたほうがいい検査として」が四二・五パーセント、「義務的な一般妊娠検査として」が四一・五パーセント、「検査は自分の同意なく行われた」が一六パーセントでした。日本と同じレベルの不十分な説明だけで検査が行われていたようです。

トリプルマーカーTMスクリーニングテストの医師向けの説明書に書かれたこの検査の流れは「お母さんの腕から血液を採取」で始まっています（図2）。そして「スクリーン陽性の場合」は「赤ちゃんがダウン症候群、18トリソミーまたは神経管奇形である確率が高い」と書かれています。医師のカウンセリングを受けるのはその後です。「お母さんの腕から血液を採取」する前に、カウンセリングすることは全く提案されていません。これは典型的なマススクリーニングのスタイルで、とりあえず検査を受けさせるところから出発させようとする意図が見えてきます。もちろんパンフレットの別のところに検査前にすべき説明が書かれていましたが、実際に検査前に医師から詳しい説明が行われることはありませんでした。

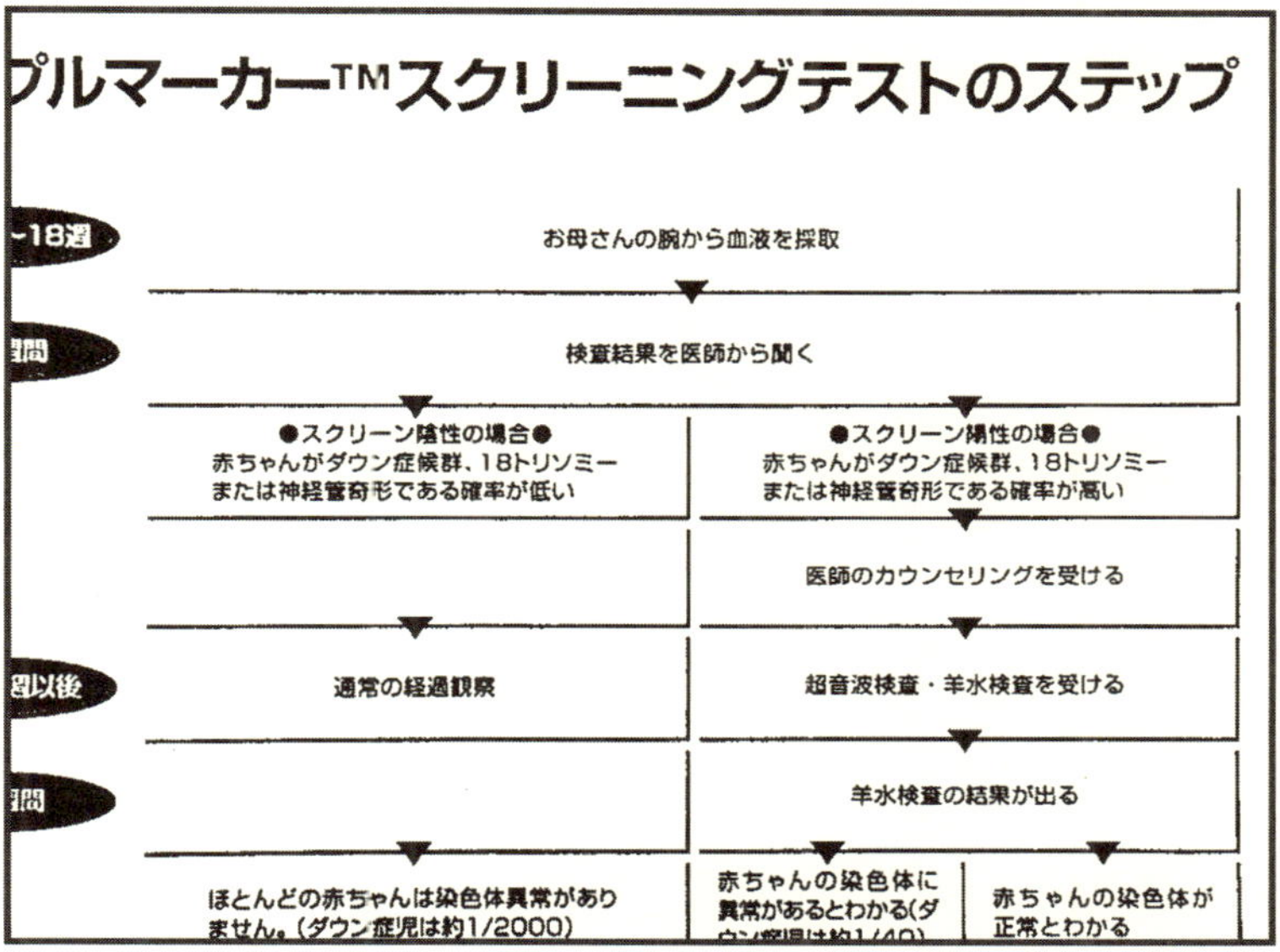

図2　トリプルマーカー™スクリーニングテストの流れについて
企業が作った医師向け説明書の一部

医師から十分な説明がなければ「自己決定」が難しいのは当然のことです。トリプルマーカー検査の前に「これは赤ちゃんがダウン症かどうかわかる検査ですからね、今日は貧血、梅毒、風疹の検査などもしますが、一緒に検査しますか、しませんか」と言われて、「しません」といえる妊婦も、「それはどんな検査ですか」と質問できる妊婦も、まずいないでしょう。

一方、企業からは宣伝パンフレットが作られ、そこには「いま、妊婦さんの間で話題になっているＡＦＰ３ＴＭスクリーニングテスト」「生まれる赤ちゃんのことを少しでも早く知りたいと思ったら」「知っておきたい赤ちゃんとわたしのからだ」などの言葉が踊っていました。これらのパンフレットのひとつには「この検査によって赤ちゃんのすべての異常を見つけだすことはできませんが、ダウン症候群と神経管欠損症についてはかなりの正確さで検査結果が出ます。検査結果が『陰性』であれば、確率が低いということです。『陽性』と出た場合でも、赤ちゃんに必ず異常があるということではありません。その可能性が高いということです」とも書かれていました。ちなみにこの「可能性が高い」とする基準は、確率が二九五分の一以上の場合で、そうであれば検査結果報告書に「スクリーン陽性」「ダウン症の確率が高い」と書かれます。子どもが大学受験をするとき、合格する確率が二九五分の一以上だから大学に合格する確率が高いと考えるでしょうか。「可能性が高い」というのは、価値観や評価を含む言葉です。価値観を含む言葉を「結果」に書くことは「自己決定」に反します。また、「かなりの正確さで検査結果が出ます」と書かれていますが、こう書くと、普通は「罹患しているかどうか」が「かなりの正確さ」でわかると理解するでしょう。しかし、「かなりの正確さ」でわかるのは「確率」だけです。二九五分の一という正確な確率がわかったとしても、しょせん確率です。それだけのことではないでしょうか。

十分なわかりやすい説明がなければ、自己決定はできません。確率について正確な説明も必要です。そして、価値観を含む誘導的な言葉（例えば「可能性が高い」や「陽性、陰性」のような）は避けるべきです。正確に数値で説明した方が、ずっと正しく伝わります。

いずれにしても確率はなかなか一般には理解しにくいものです。二九五分の一でダウン症候群の可能性があるのなら、〇・三パーセント程度とか、二九五人中二九四人は違うとか、九九・七パーセントは違うとか、あるいは比較できる他の数値、例えば重い身体的・精神的な障害をもって出生する確率は二パーセントであること（Parper PS：1998）などと比較して説明する必要があります。また、先天異常の原因別にみると染色体異常の頻度はおよそ五パーセント、遺伝子異常が一五パーセント、原因不明が七〇パーセントとされます（Gilstrap LC,III: 1998）。残りのおよそ一〇パーセントは、母体感染や母体の疾患、催奇形因子です。こうした説明をしないで「確率が高い」とだけ説明するのは、単なる「価値観の押しつけ」「自己決定の誘導」になります。

一九九五～一九九九年頃、検査を推進する医師から誤解を招きやすい発言があったり、著書が出されたりしました。恩田威一他の『トリプルマーカー・スクリーニング検査』には「生まれてくる子供の集団で、知的発達の障害を起こす最大の原因が、21トリソミーです」と書かれています。これを読んだ人はどう考えるでしょうか。きっと「最大の原因」に注目して、「ああ、きっと21トリソミー＝ダウン症候群が精神発達遅滞のかなりの部分を占めているのだろうな」と考えるのではないでしょうか。でも、本当にそうでしょうか。ＩＣＤ10に準拠して精神発達遅滞をＩＱ七〇未満とすると、その頻度はおよそ三パーセントとされます。一方、ダウン症候群の頻度は母体年齢によって異なりますから、人種や地域によって異なる可能性があり正確な数値は不明ですが、およそ一〇〇〇分の一、つまり〇・一パーセント程度と考えられています。つまり、トリプルマーカー・スクリーニング検査でダウン症候群の児を生まれないようにしても、精神発達遅滞の三パーセントがせいぜい二・九パーセントに下がる程度に過ぎないのです。子どもの精神発達遅滞は、カップルの最大の心配事です。あたかもトリプルマーカー検査でほとんど解決できるような書き方は、単なるトリプルマーカー検査の宣伝に過ぎません。

このように出生前検査についての自己決定が難しい最大の原因は、必要な情報が正確に、わかりやすく伝えられていないからです。そして、正確な情報が伝わらないのは、出生前検査という巨大な市場に企業が介入したり、その企業と組んだ医師が自らに存在する利益相反の問題をきちんと自覚しないで、正確な情報を流さなかったり、マスコミがその情報を検証しないで報道するからです。こうしてカップルの自己決定が翻弄されるのです。

さらに、医療者としては出生前診断に内在する「自己決定」の難しさを理解しておく必要があります。様々ありますが、第一は、カップルが予測不可能な「未来」に関する判断をしなければならないこと、つまり、子どもが生まれることは誰にとっても、予測不可能な未来への扉を開けることになるから判断が難しいのです。第二は、検査の対象となるお腹の子どもは存在していても、対面したことはなく、その「実像」は想像するしかないという点。そして第三は、出生前検査を受けるか受けないかの判断の結果は、他の家族やお腹の子どもにも影響します。さらに第四には、出生前検査の結果による「産む」「産まない」については、それ以外の選択肢がなく、検査を受けるか受けないかについては、「先で決める」「経過をみる」という選択肢がないことです。

8 カップルの「自己決定」を実現するためには何が必要でしょうか？

時代は進歩し、母体血液から抽出したセル・フリー（cell-free）胎児ＤＮＡから、胎児の全ゲノムのシークエンスが短時間で解読できる時代を迎えています（Snyder MW 2013: 547）。もしこの検査をカップルが受ければ、ダウン症候群やトリソミー18のようなまだ比較的なじみがある先天異常以外の様々な検査結果の「異常」に遭遇することになるでしょう。羊水検査でも、マーカー染色体やモザイクなど、胎児の将来をどう説明すればいいのか困惑することがありましたが、新しい検査技術の出現によって医療者にとっては説明困難になる機会が格段に増えるし、カップルにとっては不安しか残らない可能性が拡大します。

アレイCGH（Array CGH）と呼ばれる検査法があります。この方法を用いると染色体核型分析Gバンド法では見つけられない微細な染色体の欠失や重複がみつかります。ダウン症候群や他の明らかな染色体異常を除いた、原因不明の発育障害、精神発達遅滞、自閉症スペクトラム、多発先天奇形について検討した三三研究二万一六九八人のまとめでは、アレイCGHは一五〜二〇パーセントでその原因を見つけられるが、従来からの染色体核型分析Gバンド法では最大三パーセントまでしか原因が見つからなかったことが報告されています。つまりアレイCGHは、発達障害や先天異常の原因を知るための優れた検査技術なのです（Miller DT 2010: 749）。現在米国では、羊水検査の際、染色体核型分析Gバンド法の代わりにアレイCGHが用いられるようになってきています。問題は、前述のように症状がある個人にアレイCGHを行って異常があった場合、それが原因である可能性が高いとはいえるのですが、逆に羊水検査のアレイCGHで異常があった場合、その予後が推定できない（データが十分にない）可能性が高いことです。また、評価が全く不可能な新しい異常が見つかる可能性もあります。

「知っておきたい赤ちゃんとわたしのからだ」（トリプルマーカーTMスクリーニング検査の宣伝パンフレット）、「知ることの安心感」（イルミナ、NIPT宣伝文から）等の言葉があります。たしかに、お腹の子どもについて知りたいと思うのは自然のことです。いい結果が出れば安心できますが、そうとは限りません。子どもの将来が推定できるような結果が得られない可能性も少なくないのです。しかも検査法が進歩して、その可能性がより高まっています。

カップルは出生前検査で何が知りたいのでしょうか、それは今お腹の中にいる子どもの染色体や遺伝子のことではなく、むしろ将来の子どもについてではないでしょうか。零歳児の子どもにどんな検査をしても、その子の将来を見通せるわけではありません。お腹の中にいればなおさら見通せません。「知っておきたい」とか「知ることの安心感」は、出生前検査に関する心地よい宣伝です。しかし、出生前検査を受けるかどうかを考える上でカップルにとって本当に必要なのは、「子どもの将来を知ることができるのか」「知り得たとして子どもやカップルにとって有益なことがあるか」、そして「知ること（検査を受けること）が、自分たちの不安の解消につながるのか」ではないでしょうか。

この節の最初に、胎児の全ゲノムのシークエンスとアレイCGHの検査を取り上げたのは、知ることが必ずしも安心感にはつながらないことを示したかったからです。検査技術が進めば安心できる部分も増えますが、不安も拡大する可能性があるのです。

妊娠中の今、お腹の中の赤ちゃんの情報を得ることは、カップルにとってどんなよい点があるのか、それを考え判断できる情報と場を提供し、一緒に考えるのが遺伝カウンセリングだと思います。NIPTの前の遺伝カウンセリングにしても、説明項目だけを列記して単なるインフォームド・コンセントの枠をでていないような捉え方もあります。遺伝カウンセリングは、性能や欠点を聞きながら電化製品を選ぶのとは違います。家電量販店のように性能と欠点だけを説明するなら、それはインフォームド・コンセントであって遺伝カウンセリングではありません。それではこれから出てくるであろうNIPTによる胎児の全ゲノムのシークエンス検査や、羊水のアレイCGH検査に対応できません。

遺伝カウンセリングは、本来問題解決型でなければなりません。つまり、カップルが抱える不安をどうすれば解消できるのか、その不安は根拠があるものかどうかを含めて、自己決定できるような情報を提供し、自己決定を最大限支援するのが遺伝カウンセリングなのです。

[注]

1 http://who.int/reproductivehealth/en/（二〇一七年三月二五日アクセス）
2 http://www9.nhk.or.jp/kabun-blog/600/139551.html（二〇一二年一一月二三日、ＮＨＫ「おはよう日本」）
3 http://www.jsog.or.jp/ethic/chakushouzen_20110226.html（二〇一二年三月二五日アクセス）
4 http://www.naika.or.jp/jigyo_top/coi/qanda1/（二〇一二年三月二五日アクセス）
5 http://www.nipt.jp/rinsyo_03.html（二〇一二年三月二五日アクセス）

[文献]

Agarwal A, et al. 2013 Commercial landscape of noninvasive prenatal testing in the United Sates. Prenatal Diagn. 33: 521-531
Gekas J, et al. 1999 Informcd conscnt to scrum screening for Down syndrome: Are women give adequate information? Prenat Diag 19: 1-7
Gilstrap LC 1998 III and Little BB:Drugs in pregnancy, ITP
Harper PS 1998 Practical Genetic counselling(5th Ed), ARNOLD
http://who.int/reproductivehealth/en/（二〇一七年三月二五日アクセス）
http://www9.nhk.or.jp/kabun-blog/600/139551.html（二〇一二年一一月二三日、ＮＨＫ「おはよう日本」）
http://www.jsog.or.jp/ethic/chakushouzen_20110226.html（二〇一七年三月二五日アクセス）

Miller DT, et al. 2010 Consensus Statement: Chromosomal Microarray Is a First-Tier Clinical Diagnostic Test for Individuals with Developmental Disabilities or Congenital Anomalies. Am J Hum Genet 86: 749-764

ＮＩＰＴコンソーシアムＨＰ（http://www.nipt.jp/rinsyo_03.html、二〇一七年三月二五日アクセス）

Palomaki GE,et al. 2012 DN A sequencing of maternal plasma reliably identifies trisomy 18 and trisomy 13 as well as Down syndrome:an international collaborative study. Genet Med 14: 296-305

恩田威一他 1999『トリプルマーカー・スクリーニング検査』医歯薬出版

Snyder MW, et al. 2013 Noninvasive fetal genome sequencing: a primer.Prenatal Diagnosis 33: 547-554

左合治彦他 2005「わが国における出生前診断の動向（一九九八～二〇〇二）」『日本周産期・新生児学会雑誌』41: 561-564

高波澄子 1997「妊婦の自己決定権侵害と損害――先天性風疹症候群児出産を巡る裁判例の考察を通して」『北海道大学医療技術短期大学部紀要』10: 39-46

日本産科婦人科学会倫理委員会 2013 母体血を用いた出生前遺伝学的検査に関する検討委員会「母体血を用いた新しい出生前遺伝学的検査に関する指針」

日本内科学会のＨＰ（http://www.naika.or.jp/jigyo_top/coi/qanda1/、二〇一七年三月二五日アクセス）

コラム3

出生前診断はなぜ始まったのか

吉岡　章

出生前診断の成立・発展は、広く科学全般の進歩・技術革新と同様、常にその「光と影」の部分を投影してきました。「出生前診断はなぜ始まったのか」に端的に答えるならば、まずは、従来得られることがなかった胎児の疾患情報が、科学技術の革新によって一定の確度で比較的容易に手にすることが可能になったことがあげられます。次いで、その新情報（染色体、遺伝子、生化学データ、画像、内視鏡所見など）を多くの医療人が「光」の部分を期待して受け入れ、一般産科医療の場に提供したことです。しかし、出生前診断が包含する〝胎児の生命を選択する〟という究極の倫理的命題に熟慮や十分な議論を尽くす余裕のないまま、出生前診断は急速に導入され、実施件数も増え続けて（佐々木 2015: 25）今日に至っている感は否めません。常に〝安心〟を求める心理と行動に加え、企業の商業主義に拍車がかかり費用対効果を求める社会的風潮なども背景にある（佐藤 1999: 58）ものと思われます。

この稿では、出生前診断技術の進歩と発展を巡る医学・医療側の捉え方と、それに対する妊婦側の受け取り方、そして、社会（マスメディア）の捉え方（坂井 2013: 108）を通して、「出生前診断はなぜ始まったのか」について私の個人的な見解を述べます。

人間の持つ幸福追求の思いは、貪欲で飽くなきものです。時に、個人や家族の思いや行動は、他者や社会の利益に合致するかの検証はおろか、それが他者の不愉快、不利益、不幸をもたらすか否かを必ずしも忖度しません。出生前診断も然りです。また、若き日の一時の判断が、終生にわたって肯定的判断、普遍的価値観として安定して収まっているとも限りません。

胎児が正常であるか異常であるかを的確に診断、判断することは難しいことです。先天異常の成因としては、遺伝子異常、染色体（配偶子）異常、胎芽病（九週未満）、胎児病（九週以降）、その他に破壊、変形と分類されますが、出生前診断はその全てを対象とします。日本の母体保護法では、人工妊娠中絶は妊娠二二週未満で、かつ両親の同意、母体の身体的または経済的理由で容認されます。いわゆる胎児条項はありません。従って、仮に中絶が肯定される場合でも二二週以後は犯罪扱いとなります。このことも出生前診断に与える影響は少なくありません。

かつての出生前診断の多くは、夫婦のいずれかが染色体異常や重篤疾患の保因者である場合や、高齢妊娠など、先天異常児の妊娠・出産歴を有する場合、あるいは、と規定されており、今日では大きな違和感なく社会的にも概ね受け入れてきているように思われます。ここに適切な遺伝相談・遺伝カウンセリングが行われるなら、これが出生前診断のあるべき姿となります。もちろん、ここにも「光と影」は存在しますが……。

しかし、問題の一つは、先天異常児を出産したわけでも実際にそこにいるわけでもなく（玉井 2016: 55）、リスクもなく、たまたま妊娠の診断を契機に「胎児の病気が予めわかる簡便な検査（ＮＩＰＴ）がありますよ。安心のために受けてみませんか?」と、医療機関で唐突に提示されることにあります。そこには特段の不安や悩みもなく、あったとしても漠然としており、じっくりと考える余裕もなく他の妊娠時検査と同じくチェック感覚で受けてしまいます。たとえば、ＮＩＰＴではダウン症の子どもたちはどんな生活、どんな人生を送るのかを知ることもなく、「ダウン症は知的障害を伴う重い病気だ」という説明を受けるのみです。陽性の場合、次の確定検査の必要性には言及されるとしても、結果次第で「生む選択、産まない選択」を迫られることまでの説明はありません。これでは検査前カウンセリングではなく、単なる説明かインフォームド・コンセントに留まることになります。

問題の二つ目は、それぞれの出生前診断の機会（ＮＩＰＴの他にトリプルマーカーや超音波画像診断など）で、検査前と検査後の遺伝カウンセリングが必要であるとしても、適切な遺伝カウンセリングの提供が、現在も近い将来もマンパワーの量と質や経済的支援不足などの点で物理的にほぼ不可能なことです。

三つ目は、仮に遺伝カウンセリングを受けられたとして、身近な問題との切迫感もなく一方的に受けたとすれば、適切な判断は難しいと思われます。出生前診断はもともと家系内に遺伝病や先天異常をもつ人がいる場合に、その家族が自分の子孫に同じ病気の可能性があるか否かをそれなりの知識と可能性についての一定の覚悟を持って受けるものです。しかし近年、上記のように不特定多数の妊婦にスクリーニング的に行われることになって大きく変容しました。今一度原点に立ち返って、本来の出生前診断はいわゆる非侵襲的なスクリーニング検査（トリプルマーカー、ＮＩＰＴ、ＮＴ、超音波検査など）とは一線を画し、もっと狭義の確定的検査と捉えるべきだと考えます。そのための侵襲的検査（羊水検査、絨毛検査、胎児鏡、胎児採血・生検など）には、母体と胎児側に一定のリスクがあり、時に死亡に至ることもないわけではありません。加えて、限られた時期や高度な技術、費用などの問題もあります。さらに重要なことは、仮に、その診断結果が陰性であったとしても、偽陰性がありうることや、他の全ての先天異常が否定されたわけでもないことです。さらにいえば、自身や夫婦が出生前診断を受けることを選択したことへの、悔悟の念に長く苛まれることもないわけではありません。ここに出生前診断が適切な遺伝カウンセリングと一体的に行われなければならないことの真の意味があります。

この命題の理解のために、筆者が一九八〇年以降、臨床遺伝専門医・遺伝カウンセラーとして携わってきた、日本の血友病出生前診断の進展について概説し、それぞれについて問題点を述べたいと思います。

血友病はX連鎖劣性遺伝性の出血症で、血液凝固第VIII因子（FVIII）活性の欠乏する血友病Aと第IX因子（FIX）活性の欠乏する血友病Bとに分類されます。出血症状は重篤で時に致死性であること、出血の後遺症も重いこと、さらに、出生時の出血への対応などの見地から出生前診断を視野に入れた遺伝相談・遺伝カウンセリングが一九七〇年代から行われてきました（田中・吉岡 1995: 2065）。

1　保因者診断

出生前診断には保因者診断が大前提となります。①家系図、②FVIII・FIX（活性値と抗原量）と③遺伝子検査が行われ、有用です。正確な家系図があれば、確定保因者[1]の診断が可能ですが、推定保因者[2]には②と③が行われてきました。FVIII・FIX活性の定量は有用ですが、約半数では診断不能です（Lyonの仮説）。一九八〇年代以降、家系内患者の遺伝子異常が予め判明していることを前提に、遺伝子検査による確定的保因者診断が可能となりました。

2　出生前診断

（1）性別診断：保因者が妊娠した場合、一九七〇～八〇年代には羊水検査、後年は絨毛採取による性別診断が行われました。当時は男性胎児（二分の一は非血友病）は中絶されることもありました。ちなみに、女児と判明して妊娠を継続した場合もその二分の一は保因者です。その後、絨毛（一〇～一四週）や妊婦血液中の胎児細胞のDNA分析あるいは外性器超音波検索で性別診断が可能となりました。

（2）胎児診断：保因者妊婦の胎児が男性と判明した場合、以下の方法で胎児診断が行われてきました。

①胎児血液診断：一九八〇年代後半には、一八～二一週に妊婦の経腹壁的胎児血採血（さい帯または胎児肝臓穿刺）によるFVIII・FIX（活性値と抗原量）測定による直接診断が

行われました。
②遺伝子診断：導入初期の一九八〇年代後半には、絨毛の当該因子ＤＮＡの制限酵素切断断片長多型等により行われました。二〇〇〇年代に入ると、血友病Ａ、Ｂとも家系内患者それぞれの遺伝子異常が解析可能となり、それがすでに判明している場合には胎児の直接的出生前診断が行われ、今日に至っています。
③着床前（受精卵）診断：重症血友病を〝重篤なＸ連鎖性劣性遺伝病〟と考えると、診断対象に含むとも考えられますが、日本での実際の診断例はないようです。

　上記の胎児採血や絨毛検査では胎児死亡を含む一定（〇・五～二％）のリスクはあるものの、二一週までに高い確度で診断可能です。さらに、血友病児では出生時の出血リスクの回避や出血に対する早期治療が可能など、出生前診断の意義は高いと考えられます。一方、日本では、止血のためのFVIII・IX補充療法剤の大きな進歩、自己注射療法、包括的診療の提供、加えて、医療費の全面的公費負担という治療環境の改善が合い伴って血友病の出生前診断のニーズは着実に低下しつつあり、人工妊娠中絶をしてまで血友病児の出生を避けようと考えた時代は去りつつあるように思われます。それでも、身近に致死的大出血や重い後遺症、関節出血の激烈な痛み等を目の当たりにしたり、合併症（インヒビター[3]やＨＩＶ、Ｂ・Ｃ型肝炎など）に悩まされる患者を抱えてきた身内の女性にとって、現在もなお出生前診断は重い悩みから解放される有力な選択肢と考える人も少なくありません。また、家系内の血友病遺伝子の伝搬を自分の世代で断ち切りたいと強く決意して、出生前診断に臨む保因者もいます。

　出生前診断は、人それぞれの価値観、倫理観、さらに、置かれた条件や社会的環境の中で自らの生き方を問われる大命題として、今後もあり続けるであろうと思います。

［注］

1　確定保因者：患者の娘。二人以上の患者を出産した女性。一人の患者を出産し、かつ、血族内に別の患者がいる女性。

2　推定保因者：一人の患者を出産した女性で、他に血族内には患者がいない女性。患者の姉妹とその娘、患者の母方伯（叔）母とその娘など。

3　インヒビター：FVIII・FIXに対する同種抗体。

［文献］

坂井律子 2013『いのちを選ぶ社会――出生前診断のいま』ＮＨＫ出版
佐々木愛子 2015「我が国における出生前検査の現状（出生前検査に関する遺伝相談　現状整理）」『日本医事新報』4768: 25-30
佐藤孝道 1999『出生前診断――いのちの品質管理への警鐘』有斐閣
玉井真理子 2016「産む選択産まない選択――出生前診断」柏木恵子・高橋恵子編『人口の心理学へ』ちとせプレス
田中一郎・吉岡章 1995「血友病の出生前診断」『小児科診療』12: 2065-2070

第5章

重症心身障害児者施設から
――デジタルのかなたに思いを馳せて

月野隆一

1　はじめに

これから出生前診断（NIPT：Non Invasive perinatal Testing：無侵襲的出生前診断を含む）を受けようと思っておられる方の一助になればと本稿を記します。

最初に私の立場は一般の医療者に比べてかなり偏っている事をお断りしておきます。小児科医としての四八年間には様々な分野に関わってきましたが、その大部分は入局三年目に開設した遺伝外来に関わる四五年です。その他一般小児科をベースに、未熟児医療（今で言うNICU）などを経験し、最近一一年は障害医療に携わっております。いわば障害児者とのお付き合いが日常の四八年間です。座学と違いこれまでの体験から教わった事を中心に述べますので、かなり主観的である事をお断りしておきます。この体験から教えられたのは「障害児者は何よりも『かわいそう』といわれることを最も嫌う『誇り高き人々』である」ことです。頭を悩まされる事も多々ありますが、それに劣らず逞しく、奥深さを教えられる存在でもあります。

遺伝医療、障害医療に身を置いていると当然ながら頻度の多いダウン症候群のある方（「ダウン症候群者」と記す）とのお付き合いが最も多くなります。

このような状況の中で最近「妊婦さんの血液で胎児がダウン症候群かどうかわかる」というふれこみでＮＩＰＴが登場してきました。

採血という「手軽」な検査の結果として「深刻」な人工流産の選択が待っている事をまるで忘れたかのように。

主たるターゲットがダウン症候群とされていますが、妊婦さんがどれほどダウン症候群についての知識をもって「産む産まないという」重大な決断を下すのか疑問を感じています。検査前に遺伝カウンセリングが必須とされています。この重大な決断を支えるに足る遺伝カウンセリングとは？　ダウン症候群とは？　そして産む産まない誰が決める？　との問いかけについて考えてみます。

2　デジタルのかなたに思いを馳せて

ＮＩＰＴコンソーシアムの調査によると、検査が陽性で最終的にダウン症候群と診断された場合、妊娠継続を断念する妊婦さんが八六・七パーセント（検査陽性者の妊娠転帰：三万七五〇六人の妊婦の調査、平成二八年一二月一〇日）と報告されています。このように高率に中絶を選択する妊婦さんが多い理由は、ＮＩＰＴ検査を受ける目的が、「ダウン症候群の子どもを産みたくない」ことを前提にしているからだと思われます。ダウン症候群と診断された場合、一部の例外を除いてほぼ全員が人工流産を決断する根拠は何でしょうか？　ダウン症候群者について熟知した上での決断でしょうか？　ダウン症候群の診断は極めて明確で、その結果は「47,XX または 47,XY,+21」と表記されます。正常核型「46,XX（女性）または 46,XY（男性）」とは明らかに区別できます。「染色体数が四七本で二一番が一本多い」。誰がみても間違うことはありません。一種のデジタル信号でもあります。このデジタル信号を「46,XX または 46,XY 以外は異常とする」というデジタルフィルターに通せば機械的に「異常」「正常」に振り分けられます。この瞬間に「異常＝中絶」と判断し思考が停止していないでしょうか。一歩進んで「ダウン症候群とは？」に思いを馳せ、その上で「妊娠継続：ダウン症候群の子どもを育てる」か「妊娠中断：人工流産」の決断を下すべきではないでしょうか。

「デジタルのかなたに思いを馳せて」とは「正常・異常」のデジタル信号で思考停止せず、更に思いを馳せて「ダウン症候群者の生の姿」を知った上で決断して欲しいという意味です。

その一助となるよう「ダウン症候群者の生の姿」をお示ししたいと思います。

「産む　産まない」この二つの選択肢について、共に熟慮しクライエントが自分の意思で決定する過程を支援するのが遺伝カウンセリングです。ダウン症候群について簡略に説明しても一〜二時間はかかります。人一人の命を左右する決断に影響を及ぼす重要な時間です。「異常とは何を意味するのか」について真剣に考え、迷い、悩む時間です。しかし現実にはこのような時間が確保できないため、「ダウン症候群者の生の姿」については簡単に触れるか省略せざるを得ないのが実情です。カウンセリングの基盤は、異常とは人類誰もがもっている特性である事を共通認識とすることから始まります。人誰しも完全な人はいない。お互い助け合って生きているとの意識の共有と共感ではないでしょうか。もう一度いいます。「デジタル情報に留まることなく、それは何を意味するのかに思いを馳せて下さい」。その上で選択して下さい。

3 ダウン症候群とは

ダウン症候群の疑いありと診断された場合、妊娠を継続するか否かの決断にはダウン症候群についての充分な知識が不可欠です。ここでは私の経験から教科書にはないダウン症候群者の生の姿を紹介します。小児科医・臨床遺伝専門医である私とダウン症候群者との関わりは誕生直後の診断告知から始まり時には人生のお別れまで続くこともあります。

ダウン症候群についてお話をする前に、子どもはどのようなステップをたどって生まれてくるのかについて触れてみます。

精子と卵子が受精するところから始まりますが、これが大変な偶然でもう一度同じ受精卵を授かることは不可能です。それぞれたった一つの精子と卵子が受精できますが、数億個の中のたった一個の精子と、もともと女性がもっていた六〇〇万個の卵子の中の一個が受精にさずかるのです。その確率は天文学的で地球の人口六〇億をはるかに超えます。もう一度同じ受精卵を得ることはできません。この大変な偶然の結果である受精卵は、それから細胞分裂をくりかえし生まれる頃の赤ちゃんは約四〇兆個の細胞をもっています。

胎内にいる四〇週の間に細胞、臓器を秩序正しく作るよう指示するのが、染色体上にのっている遺伝子の働きです。受精卵全てが出産に至るまで育つかというと決して甘い道のりではありません。お母さんのお腹の中でお誕生まで育つ確率は約八五パーセントとされています（流産とわかるまで育った胎児の段階ですので、それ以前の流産を考慮すると赤ちゃんとして誕生できる確率は更に下がります）。

このような厳しい中で、21トリソミーのダウン症候群の胎児が生き抜くためには、大変な困難を乗りこえなくてはなりません。赤ちゃんはもちろんお母さんもうまく育てようと頑張ります。それでもお誕生まで育つダウン症候群胎児は約二〇〜三〇パーセントに過ぎません。その難関をくぐり抜けて生まれてきた赤ちゃんが、今、だっこしている赤ちゃんです。素晴らしい赤ちゃんだと思いませんか。

決してご夫婦の子どもさんを得る生殖の仕組みに、何らかの欠陥があったのではありません。自信と誇りをもってください。

お腹の中でも育つのに苦労した赤ちゃんですから、これからも様々な課題と遭遇しますが、時には深く傷つきながらもたくましく乗りこえていく我が子の姿に、驚かされ励まされ敬意すらおぼえることでしょう。育児には喜びと苦しみがつきものといわれます。その点で通常の育児と何ら変わることはありません。むしろ些細な進歩に大きな幸せを感じることでしょう。

（1）養育、教育、就労概観

最初の告知場面で、保護者の最大の心配は、自分たちで育てられるのか？　どのように育てたら良いのか？　将来どうなるのか？　などであり、次から次へとわき起こる不安に押しつぶされそうになっています。先が見えない事による不安を少しでも和らげるために、まずおおざっぱな全体像を説明します。

そのために生涯を以下の四時期に分けて概略を紹介し、おおざっぱな先の見通しをつかんでいただきます。

①出生から幼稚園入園まで（三歳まで）
②幼稚園から就学まで（三歳から六歳まで）
③就学から卒業まで（六歳から一八歳まで）
④就労から自立へ（一八歳以降）

まず当面の課題である「①出生から幼稚園入園」までについて今日から何をするのか、具体的な話し合いを行います。

①出生から幼稚園入園まで（三歳まで）

誕生から集団生活への準備期間と位置づけます。

半数に合併する心疾患への治療方針の決定、小児循環器医による治療が始まります。そして心身発達支援のための訓練が始まります（独歩獲得を目標に理学療法）。これは子どものみならず保護者の精神的支援にも貢献しています（藤田他 2006）。

独歩開始は平均二～三歳で、この頃言葉が出始めます。この時期はコミュニケーション習慣獲得に主眼を置いた養育が行われます。

②幼稚園から就学まで（三歳から六歳まで）

三歳からはこども同士の接触機会となる集団生活を体験し、急速な言語発達や社会性獲得が期待できる時期です。地域幼稚園、保育所、障害に特化した施設のいずれかを選択します。主たる養育は上記のいずれかで送ることになりますが、必要に応じて言語訓練、作業療法などが行われます。

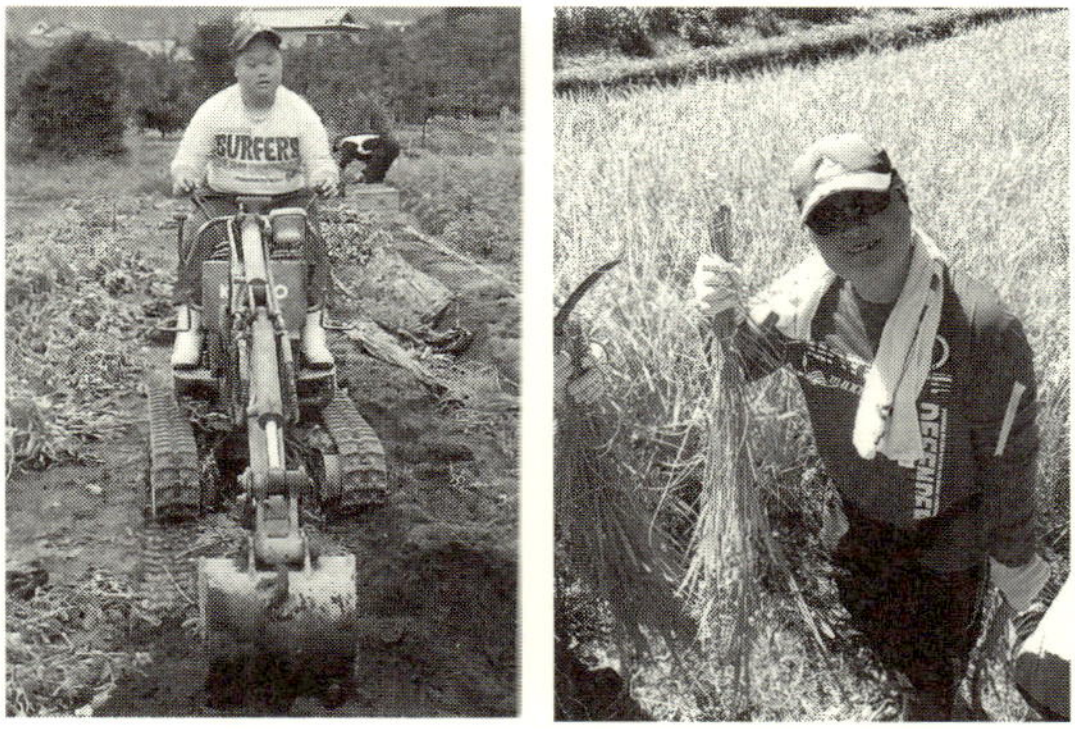

写真１　左：農作業で小型ユンボを操縦
右：さあ収穫だ!!

③就学から卒業まで（六歳から一八歳まで）

地域普通小学校、地域普通小学校（支援クラス）、支援学校のいずれかを選択します。選択に当たっては、これまでの教育担当者、就学指導委員会の意見を参考に、最終決断は本人、保護者が体験入学などを参考に学校生活の目的を定め熟慮の末選択します。著者らの調査では、いずれを選択しても大部分は柔軟に適合し、様々な行事へ参加し学校生活を満喫しています。

中学校、高等学校は支援学校通学の比率が高くなります。ゆっくり発育するのが特徴なので高校も三年間で終わらず、もう少し学校生活を楽しみたいと二年程度の専攻科へ進む人もいます。寄宿舎生活を楽しみ親離れの準備が開始される時期でもあります。

④就労から自立へ（一八歳以降）

基本的には身辺自立し親離れ子離れの準備もしくは実施時期となります。三宅らの調査では一九歳以上の就労率は七四・五パーセントで一般企業や作業所が就職先となっています（平成二七年厚労省研究班：三宅秀彦京都大学特定准教授による日本ダウン症協会五〇二五世帯のアンケート調査）。初めての給料の使い道にうれしい悩みを抱える人もいます。貯蓄する人（例：将来の結婚に備えて自宅建築資金に）、使い切ってしまう人、親、きょうだいにプレゼントする人など様々です。浪費型は少ないようです。

（2）疾患

①かかりやすい病気

ア　自己抗体を作りやすい
自己免疫性甲状腺炎（自己抗体の種類により機能低下又は亢進）、白血球減少（具体的な自己抗体は不明だが）

イ　肥満（食事、運動習慣の問題？）に伴う疾患
白ご飯、麺類などを好む傾向がある。高尿酸血症、脂肪肝、

ウ　高脂血症（低ＨＤＬ血症）、糖尿病

エ　滲出性中耳炎（聴力低下の原因。定期耳鼻科受診が必要）

オ　屈折異常（近視一五・四％、遠視六九・一％、乱視五八・五％など。一歳以降全ての年齢。九一・三％が眼鏡を必要とする）[1]

カ　環軸椎亜脱臼（三歳頃整形外科で検査）

②かかりにくい病気（かなり主観的ではありますが）

ア　熱性痙攣

イ　高血圧（観察母集団が六〇歳以下と若いのですが）

ウ　尿酸値は高値だが痛風にはなりにくい

エ　固形腫瘍（睾丸腫瘍以外）

腫瘍を養う血管増生が腫瘍の増殖に追いつかない（Henrick H. 2016）

オ　川崎病

カ　重度の気管支喘息、アトピー性皮膚炎（低IgE、好酸球が少ない）

キ　ウイルス疾患

（3）行動特性

①極めて繊細で傷つきやすい　②プライドが高い　③聴いてないようで良く聴いている　④敵か味方か

を瞬時に判断する　⑤相手によって態度を変える　⑥気を遣う　⑦優しい　⑧期待に応えようとする　⑨理解力は思いのほかある

（4）行動異常

周囲からの情報を受け入れる能力は高くかつ関心が高いので、周りの不用意な言動で容易に傷つきます。ひいては以下の行動異常の原因になることが多いので、言動には充分な配慮が求められます。

行動異常を起こした場合、より身近な環境変化（保護者、同胞の行動、学校、職場）が原因となっていることが多くみられます。夫婦間の不和を契機に行動異常が出現し、離婚によって解消した例も経験しています。逆に本人の前で言い争いやケンカ、心を傷つけるような言動を控えることにより、かなりの行動異常の発生を抑えることが期待できます。特に母親の精神状態は鏡のように子どもの行動に影響しますので母親への的確な対応が必要となります。

昨今の出生前診断についてのマスコミ報道から、自分たちが排除の対象となっていることに傷つき、不安、更に恐怖さえ覚えている人もいます。

特に自尊心を傷つけたり、親から愛されていないと誤解させるような言動は禁物です。

育児の基本は自信を獲得し保護者から愛されている事の確信にあります。そのためにはほめて育てることが薦められています。ダウン症候群者の育児においてもこれは基本となります。しかしダウン症候群者、それも比較的発達の良い方はその期待に応えようと「いわゆる良い子」を演じ続けます。それが次第に負担となり、絶えられなくなると一気に「大木がポキリと折れる」かのように全てを投げ出し、退行現象を起こすことがあります。無理に頑張りすぎていないか常に配慮しなくてはなりません。注意深い観察と定期的な「息抜き処方」「愛情確認処方」が必要になります。

以下は、外来で得た情報の羅列です。いずれかが特に多いという訳ではありません。

①思い通りにならないと癇癪、自傷、物を投げる ②頑固 ③こだわり（定型的行動パターン） ④動作緩慢（成人期から） ⑤他傷（対象は特定の人が多い） ⑥周囲の怒号でパニック（思春期、特に女性） ⑦人前でしゃべれない（逆もあり） ⑧親しい人（特に母）の病気に極端に落ち込む ⑨物忘れ ⑩常同行動 ⑪接触忌避（顔を触られるのを極端に嫌がるなど） ⑫情緒不安定（甲状腺疾患を除外しておく） ⑬第二次性徴が受け入れられない（大部分は受け入れる） ⑭莫大な携帯料金 ⑮清潔保持ができない ⑯ひとりごと ⑰妄想 ⑱きちょうめん ⑲盗癖（極めてまれ） ⑳周囲への関心喪失（高齢）

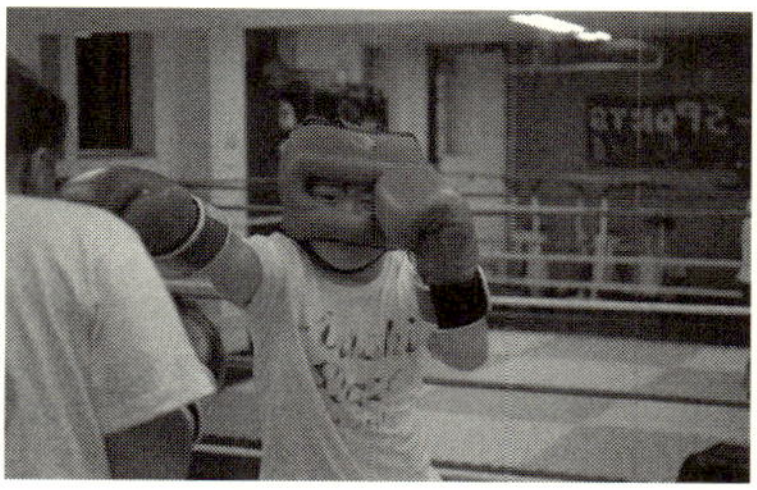
写真２　ボクシング開始

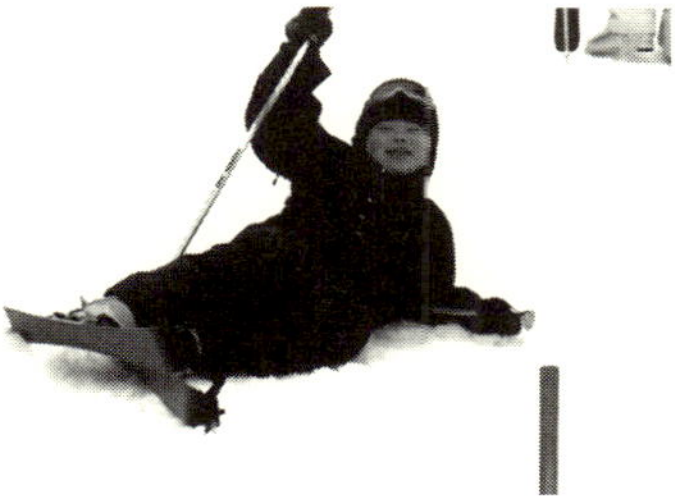
写真３　スキー

（5）スポーツ

肥満、活動性低下を予防し、食べるだけが楽しみという生活習慣にならないよう、できるだけ生き生きと張り合いのある生活を送るために、積極的に「スポーツ」「趣味」「得意技の発見」に努めるよう薦めています。

ダウン症候群者の体重は、乳幼児期は一般にやせ型ですが、六歳頃は正常下限でその後暫時体重増加が始まり、肥満へと結びつきがちです。これを防ぐため積極的にスポーツを薦めています。楽しく継続できる集団スポーツが望ましいのですが、実際はそのような環境は少なく、個人スポーツが多くなります。

音楽に合わせての踊りを好む特性があるので、この分野のスポーツを選ぶと良いでしょう。ウォーキングは地味なスポーツですが、保護者と共に実行できれば継続性もあり有効です。水泳は個人、集団の要素がありかつ様々な大会があるので、継続のモチベーションとなっています。カラオケに合わせて歌い踊る、和太鼓、よさこいなどグループでの踊り、ジャズダンス、自転車、卓球、日本舞踊、サッカー、野球、マラソン、登山、テニス、ボーリング、ゲートボール、サーフィン、乗馬、ボクシングなど。いずれも頚椎亜脱臼について主治医と相談してください。

⑹ 趣味

書道、絵画、語学などに秀でた才能を示す人々がマスコミなどで紹介されています。しかしダウン症候群一般の方々には別世界と映るようで、時には保護者の焦りの原因になることもあります。

だれでも気軽にできている趣味を紹介します。

絵画、書道、詩、読書、カラオケ、音楽鑑賞、楽器演奏（ピアノ、ドラム、和太鼓……）、ゲーム（DSなど）、パソコン（ワープロ）、TV鑑賞（「おかあさんといっしょ」「マツケンサンバ」「水戸黄門」「ニュース番組」……）、園芸、語学（手話、英語、韓国語……）、メール、日記、手紙、おしゃれ、スポーツ観戦、買いもの、折り紙、スーパーのレジのまねなど。

（7）特殊技能

優しさ、年月日の記憶、英語、ゲームの達人、CDなどの機材操作、しきり役など。

ふだんは何もしない男の子ですが、母親が骨折し家事ができなくなった時、これまで見向きもしなかった家事を一手に引き受けみごとにこなしました。母親が治癒したと同時に昔の何もしない彼に戻ったという経験を、複数例で経験しています。

CD、ゲーム、携帯電話そして最近ではiPadなどの機材操作には、低年齢から驚くばかりの才能を示し保護者は取り残される程です。

月野先生
久しぶりお元気ですか？身体の調子はどうですか？私は、毎日元気ですよ。仕事も頑張っていますよ。毎日楽しいですよ。家事や？仕事？プールや？カラオケで、毎日忙しいですよ。予定がいっぱいで忙しですよ。月野先生は仕事で忙しですか？たまにはゆっくりしたらどうですか？身体にはストレスたまるよ。なんか悩んでるの？私でも、良かったら相談のるよ。いつでもいいよ。遠慮しないで言ってく下さい。お父さんは毎日仕事が忙しそうです。お母さんは、元気そうですよ。

図３　メル友　32歳女性

本人から：
・今日ありがとうございました話聞いてたら感動しました
ありがとうございました。
ダイエット頑張ります。
ダウン状態郡ってしてたよ（多分　ダウン症候群ということは知ってたよ）

・こんばんはＫです今何をしてますかダイエット頑張ります頑張ったら誉めて下さいねダウン状態ってしてたよ♪この間話真面目難しい勝ったよ羽田君がケガしたよ

図４　本人告知後のメール

（8）様々な支援

生活を送る上で様々な支援を要することは事実です（ダウン症候群者に限ったわけではありませんが）。では、どのようにして支援サービスの情報を得ればいいのでしょうか？

多様なサービスが準備されていて、ネットで検索しても多すぎて把握できない程です。地域の保健師さんや親の会、主治医（あまり精通していない医師もいます）、そしてなによりまず地域自治体の障害福祉課で相談して下さい。

その他に、最近では障害医療・福祉に精通したファイナンシャル・プランナーの利用も増えつつあります。その例として、書籍『今日からできる！　障がいのある子のお金トレーニング』（鹿野・前野　翔泳社 2016）が、具体的でお薦めです。例えば「高額の携帯料金の請求」問題について以下のような具体的方策を紹介しています。「生活費を目的別に袋分けする。携帯料金を制限するのではなく料金を自分のお小遣いから支払うようにする。請求書が届いたら振込ではなく千円札で支払う。これにより高額の場合は視覚的に確認できる」。他にも、お金の管理をメインテーマに、「障害者の学校卒業後の進路」「親の老後の生活」「親が亡くなった後の子の生活」「障害者制度」などについても具体的に記載されています。

4　何故ダウン症候群が出生前診断（ＮＩＰＴ）の標的となるのか？

日常的に様々なダウン症候群者と接していると「なぜダウン症候群が出生前診断のターゲットになって

いるのか？」との素朴な疑問がわきあがってきます。

ダウン症候群よりはるかに重篤な先天異常疾患はいくらでもあります。高額な医療費を要する病気をもった方々もたくさんおられます。しかし、このような疾患をもった人よりダウン症候群は軽症だから、可愛いから、知的障害が軽いから、出生前診断の対象となるのはおかしいといっているのではありません。症状が重篤か軽いかの評価は「医学的評価」が主となっていますが、「医学的評価」は多様な評価のごく一部にすぎません。保護者は医学的重症度を参考に、今置かれている環境等を総合的にみて最終的に判断することになります。同じダウン症候群と診断されても、取り巻く環境は千差万別です。他の誰も介入できません。したがって、産む産まないの権利はあくまで保護者に属します。保護者にとって最も重症だと思うのは我が子です。誰からも順位をつけられるものではありません。

最も大切なのは、「人権をもった命」はいつから始まるのかについての社会的合意です。これまで真剣な議論がなされてきましたが、普遍的な結論が得られていません。しかし結論が得られないからといって、考えることや議論を止めてはいけないと思っています。結論が得られない重要な課題を抱えながら出生前診断は進んでいるという認識が、最も大切ではないでしょうか。

一般社会で普通に生活することさえ許されず、生まれる前に命を絶たれる存在とはいかなる存在でしょうか？

現実社会では社会生活に参加できないのは、人の命を殺めるなど法的に処罰を受けたときに限ります。ダウン症候群胎児はこのような基準に合致しないことは明らかです。しかし、現実には中絶が行われています。障害を直接の理由に胎児を排除する法律は日本には存在しません。それにも関わらず、中絶を前提としたNIPTがあり、一定の条件の下ではありますが中絶が黙認されています。母体保護法の「妊娠継続が妊婦の健康を害する場合」が拡大解釈されているのは衆知の事実です（丸山 2008）。ダウン症候群胎児が母体の健康を害する客観的根拠は存在しません。

明確な法的根拠がないにもかかわらず、人工妊娠中絶が行われている背景には、（1）「社会的背景」と（2）「医学的背景」があると思われます。

（1）社会的背景

①年間二〇万件（正確には二〇一五年で一七万六三八八件（平成二七年度衛生行政報告例（母体保護関係）））ともされる妊娠人工中絶の存在（日本国民に流れる妊娠人工中絶への寛容、水子の文化）。

②健康な胎児でも中絶できるのに、なぜダウン症候群は中絶できないのか（女性の幸福権追求権としての中絶）。

③出生前診断の対象となる条件について、「染色体異常症に罹患した児を妊娠、分娩した既往を有する場合（「出生前に行われる遺伝学的検査および診断に関する見解」平成二五年）」が挙げられている（ダウン症候群胎児排除の公的容認）。

④既にダウン症候群の子どもをもっているカップルが、羊水検査を選択している（ダウン症候群の子どもを育てた当事者からの積極的否定的意思表示との誤解）。

⑤欧米で国策もしくは学会推薦でNIPTを実施している（フランス：人工流産は女性の権利、英国：費用効果、アメリカ：学会推薦、その他保険適応など）。

⑥ダウン症候群者は不幸であるとのきめつけ（客観的根拠はありません）。三宅らの調査（平成二八年厚労省

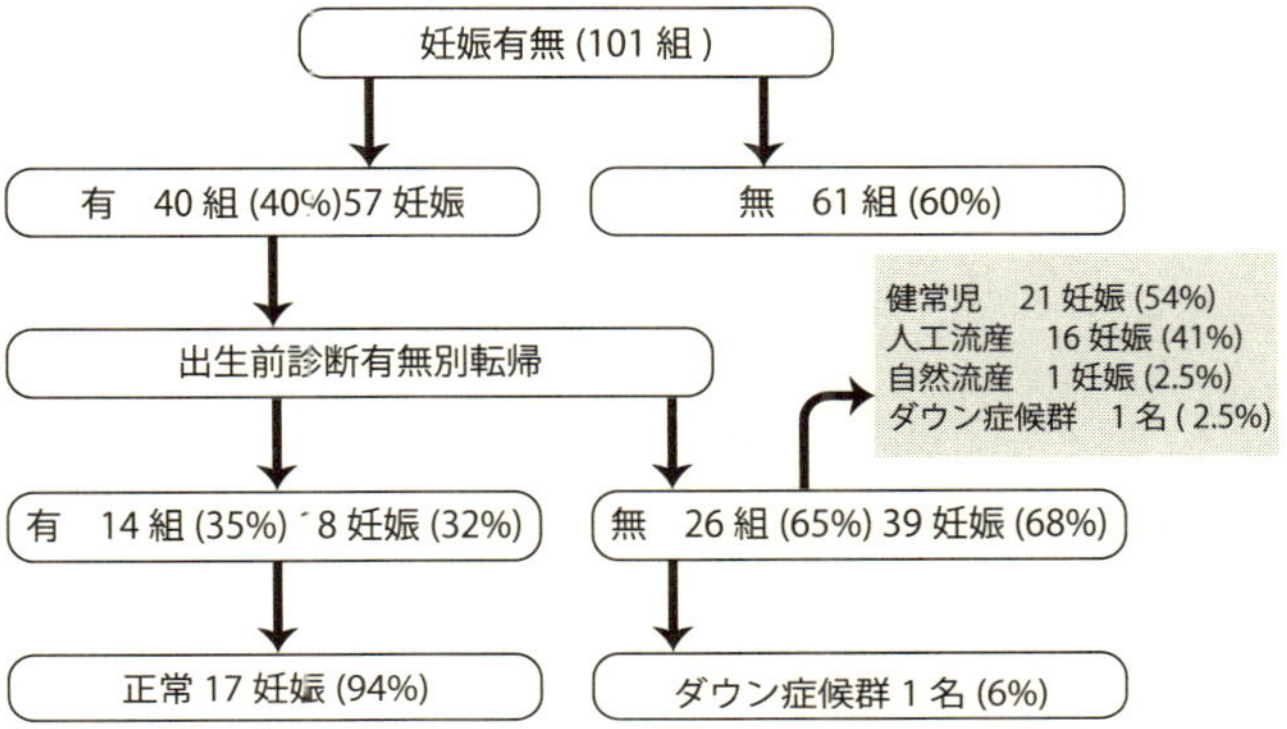

図５　標準型ダウン症候群の子供を持った夫婦（調査時母年齢 45 歳以上）101 組の次回挙児行動（2009 年月野）

アンケート調査）によると、一二歳以上の八五二人では八〇パーセントは「幸福」と答えています。父母や周りの人が自分の事を大事に思ってくれていると感じるが九四・四パーセントとあります。ただ、私の経験では「何か辛いこと、嫌なことがありますか？」という質問には大多数は「ない!!」と答えます。他人に弱みを見せることをあえて避けようとする自己防御行動がみられます。

⑦ダウン症候群の保護者は苦労する（子育てには喜びと悲しみ苦労がつきものであることを忘れている）。

⑧障害児をもつことは恥であるとする根深い偏見、差別意識。

⑨納税者としてのダウン症候群者の社会貢献度がマイナスである（経済的評価のみでの判断「人生のコスト」M・ギル）。

⑩三大神話

ダウン症候群の息子さんを含め四人の子どもさんをもつ玉井真理子さんは、日本人が出生前診断を受けるに至る理由に「三大神話」があると述べています（詳細は玉井さんご執筆の第2章を参照下さい）。ここでは私なりの意見を紹介させて戴きます。

三大神話とは、ア・障害児を育てるにはお金が掛かる、イ・

親が死んだら生きていけない、ウ・兄弟姉妹がいじめられる、というものですが、玉井さんは、これらはいずれも誤解、偏見から生じたものだと、実体験上から否定されています。

私なりに補足してみましょう。

ア・障害児を育てるにはお金が掛かる

自治体により若干差はありますが、様々な公的補助がかなり充実しています。制度がたくさんありすぎて使いこなせていないのが実情です。乳幼児一般への医療費無償制度、障害者特別児童扶養手当、二〇歳以上に支給される「障害年金」などで、私が勤務する施設の利用者の中には「障害年金」を貯蓄し云千万円を蓄えている人もいます。複雑な福祉制度利用には専門知識を要するので、まず地域自治体の障害福祉課で相談して下さい。その他「サービス管理者」「ファイナンシャル・プランナーなど」の利用もお薦めします。

イ・親が死んだら生きていけない

ダウン症候群者であろうとなかろうと私たちは必ず死にます。その時に一緒に暮らしてきた子ども（実はもう子どもではないことが多い）との別離は避けられません。

保護者を失ったら路頭に迷うのではないかとの心配は当然です。子どもの養育が困難になる要因としては、片親となる（生別、死別）、両親の喪失、両親の健康問題などが挙げられます。

私の外来を受診しているダウン症候群者の家族調査（平成二八年）では、保護者の有病率は、母が六〇～六四歳（子どもは三〇～三四歳）になると、母は全員なんらかの病気をもっています（母の有病率一〇〇パーセント、父の有病率八〇パーセント、なんらかの理由（生別、死別）で片親となる率は約三〇パーセントでした）。

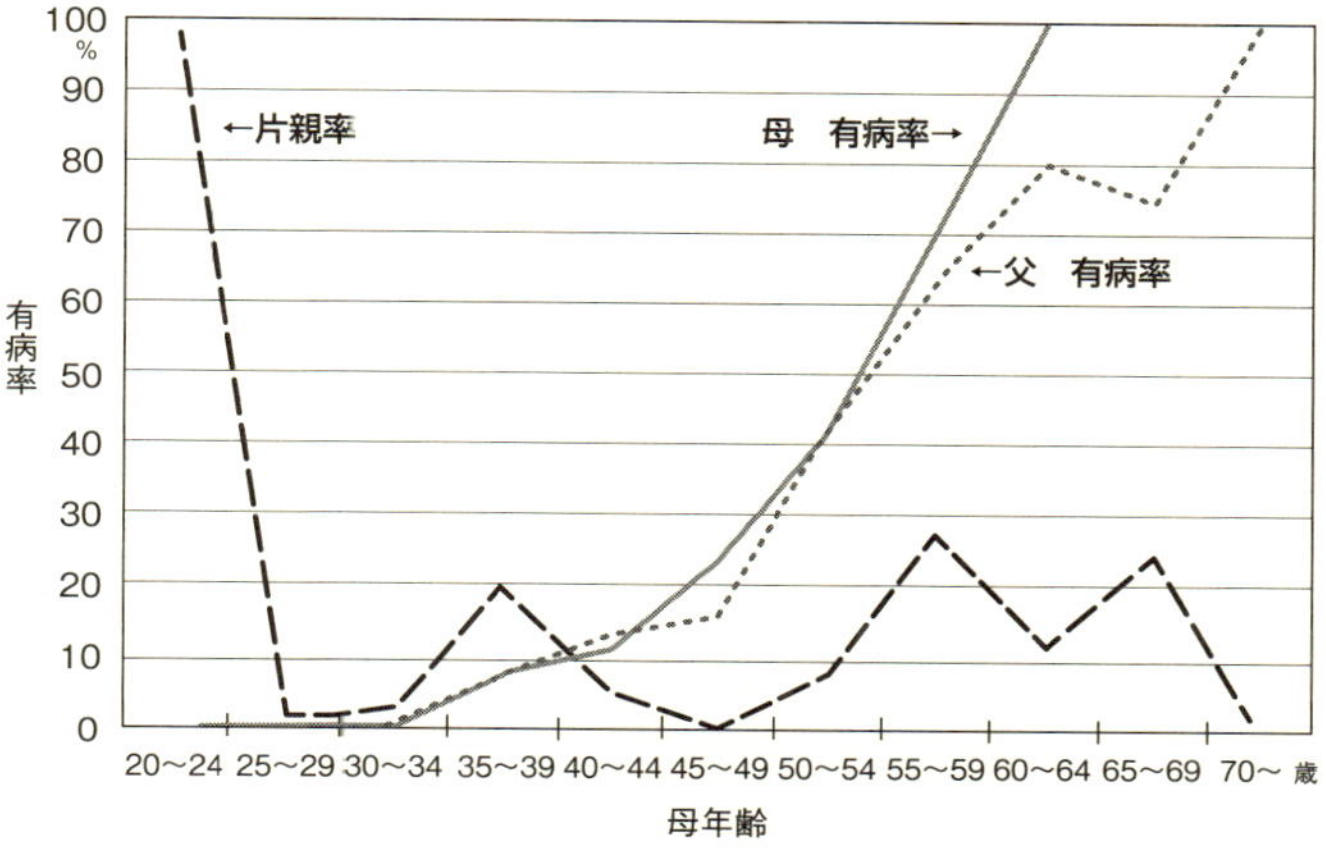

図６　母親年齢別　父母の有病率と片親率

一〇年ほど若い、母が五〇～五四歳（子どもは二〇～二四歳）でも、既に母の有病率は五〇パーセントに達していました。この時期から保護者には健康問題が生じているのです。

保護者の急病、急逝は、傷つきやすいダウン症候群者には深刻な心的トラウマを生じさせます。別離によるトラウマを少しでも軽減し、自立するためには子どもが二〇歳代のうちからスムースな親離れ、子離れの準備が必要だと思います。親離れ子離れの当事者は、当然のことながら親側、子ども側双方です。一般にダウン症候群者の家庭では保護者側の子離れがより困難です。一方ダウン症候群の高校生たちは、初めての親離れ体験である寄宿舎生活を嬉々として受け入れています。保護者にとってホッとすると同時にショックを受けることにもなります。過度な親子依存は別離・喪失への恐怖感を増強し、ますます親離れ、子離れを困難にします。

養育者の突然の死亡などを契機に、心の準備もないまま見知らぬ施設などを利用するのではなく、日頃から親離れ、子離れを体験（ショートステイなどの利用）しておくべきです。このような体験を通じて、利用可能な施設との間に日頃から人間関係

表１　社会資源

	就学前	小学校	中学校	高校	卒後
医療型障害児入所施設	■	■	■	■	
療養型介護事業所					■
短期入所事業	■	■	■	■	■
多機能型福祉事業所					
児童発達支援事業	■				
放課後デイサービス事業		■	■	■	
生活介護事業					■
就労					■
在宅支援					
往診	■	■	■	■	■
訪問看護	■	■	■	■	■
訪問リハ	■	■	■	■	■
訪問介護	■	■	■	■	■

を形成しておくべきです。このために様々な受け皿が準備されていて、決して「親の他界」で子どもたちが路頭に迷うことはありません。障害児者施設の勤務者としての実感です。

積極的な保護者の中には、別離に備えてグループホームなどを立ち上げておられる方もいます。

ウ・兄弟姉妹がいじめられる

いじめは現代社会の問題として最近クローズアップされています。被虐待者としてダウン症候群者関連が群を抜いて多いのでしょうか？　実はその逆が目立ちます。教育現場でダウン症候群児がいじめの対象になるかならないかの分かれ目は、現場教師の態度に左右されることが多いようです。子どもたちは教師の態度を鋭敏に感じとり、無意識のうちに教師の価値観を反映した行動をとります。ネガテイブな価値観をもつのは、ダウン症候群についての知識の不足が最大の原因です。教員ともども、我が子を通じてダウン症候群の理解を深めましょう。必ずポジテイブに受け止められ、同級生たちからはクラスの宝と大事にされるようになります。

兄弟姉妹へのいじめはどうでしょうか？　上記のように教育現場全体がダウン症候群者をポジティブに受け止めている場合が多いので、表立ったいじめは少ないようです。兄弟姉妹の結婚問題で、相手方家族から「ダウン症候群の子どもが生まれないか」について懸念されたとの相談を受けたことはありますが、遺伝専門医が対応できますので利用して下さい。

兄弟姉妹が同胞のダウン症候群者をどのように受け止めているかを知るために、同胞が選択した職種を調査してみました。医療、福祉、教育関係を選択した割合は三七パーセント（一般一六パーセント）と、一般に比して多く、同胞はダウン症候群者を通じて医療、福祉関係に共感と理解を示していることが伺えました。

（2）医学的背景

①知的障害がある　②先天性心疾患がある　③短命である　④診断が確実である、などを根拠としている場合がみられます。

①知的障害について

子どもがダウン症候群者である事を避けたいという理由は何でしょう？　理由の一つとして「知的障害」があります。ダウン症候群者の平均知能指数は五〇（三〇〜五九）程度とされています。大部分は身辺自立が可能で、周囲の人たちと楽しくコミュニケーションを取りながら社会生活を送っています。過酷な受験戦争とは無縁の楽しい生活や様々なイベントが準備され充実した幸せな生活を送っています。三宅らの一二歳以上八五二人へのアンケート調査では、八〇パーセントが幸福な生活を送っていると解答しました。

一般集団での知的障害者の割合は二・五六パーセント（Penrose 実測値）とされています。妊娠継続を選択された「NIPT陰性胎児」に知的障害児はいないのでしょうか？「NIPT陰性＝知的障害はない」事を保証するものではありません。「NIPT陰性者の中で知的障害を有する割合」は一般集団中の知的障害者の割合からダウン症候群中の知的障害を有する割合を引いた残りとなり、2.56－0.1＝2.46で検査前の二・五六パーセントが二・四六パーセントとなり、ほとんど差はありません。

知的障害児をもちたくないという理由でNIPTを利用する意味は殆どありません。

②先天性心疾患がある

一般集団での先天性心疾患罹患率は、約一パーセント。ダウン症候群者では約五〇パーセントです。ダウン症候群の頻度は1/1,000なので、ダウン症候群が原因で心疾患を有する頻度は全胎児の1/2,000となります。一般頻度からこの頻度を引くと1/100-1/2,000＝19/2,000で、〇・九五パーセントとなり、これがNIPTでダウン症候群胎児を人工流産で排除した残りの陰性集団での先天性心疾患保有率です。つまり、NIPTで陽性だったダウン症候群胎児を排除しても、心疾患罹患率は一パーセントから〇・九五パーセントに減少するのみです。「NIPT陰性新生児」は心疾患がゼロになるのではなく、〇・九五パーセントは先天性心疾患をもつことになります。これもほとんど差はありません。

③短命である

五〇パーセントに合併する先天性心疾患の治療が行われなかった時代は、思春期まで生きることは難しく短命でした。しかし、積極的に心疾患への手術的、内科的治療が行われるようになり、平均寿命は二〇歳代から六〇歳代へと（英国で五八歳〔Wu.J 2011〕）飛躍的にのびていますし、今後ものびるでしょう。ダウン症候群＝短命の図式は時代遅れとなっています。

玉井邦夫日本ダウン症協会（ＪＤＳ）理事長は、「ダウン症のある人が出生前診断のターゲットとなっている原因は長生きするようになったため、その分公的支援費用が増加することによる」と皮肉を込めて分析しています（玉井 2016）。

④診断が確実である

人工流産は見方によっては人の命を奪う行為です（胎児がいつから人権をもつか？にかかわる根源的な問題なのですが）。それだけに診断に間違いは許されません。ＮＩＰＴで陽性の場合、確定診断には羊水染色体分析が待ち受けています。染色体分析は確定診断として確立された技術です。皮肉にもこの確実性が人工流産選択の揺るぎない客観的根拠となってしまいました。

ダウン症候群は21トリソミーであることを初めて証明したフランスの小児科医レジューンは、後日、羊水検査で染色体分析が使用され人工流産の根拠となったことに心を痛め、フランスでは数少ない出生前診断反対の急先鋒となりました。一方疾患単位としてダウン症候群を初めて報告した英国の眼科医ダウンは、ダウン症候群者の支援活動に終生を捧げました。

ダウン症候群の代表的研究者二人が、ともにダウン症候群者支援に身を捧げた事実は、ダウン症候群者を排除しようとする一部？医療者への警鐘として、厳粛に受け止めたいと思います。

5　遺伝カウンセリングについて

ＮＩＰＴの前後には遺伝カウンセリングが必須であるとされています。遺伝カウンセリングとは「遺伝問題で立ち止まり、次の一歩が歩み出せず躊躇しているクライエントが、次の一歩を自分の力で歩み出す過程を支援するコミュニケーション過程である」と私は理解しています。遺伝カウンセリングは、クライエントが課題を解決するために自らの意思で始まるのが原則と考えています。ＮＩＰＴで要求されているのは「ＮＩＰＴ検査を受けたい人はその前提条件として遺伝カウンセリングを受けなさい」ということであり、検査を受けるための条件として義務化されています。自らの意思ではなく、他者から強制された遺伝カウンセリングには、正直違和感を覚えています。

（1）検査前遺伝カウンセリングについて

クライエントがＮＩＰＴを受けるか否かの意思決定にかかわるカウンセリングです（初めから検査を受けると決めている人が多く、カウンセリングには拒否的な人もいます）。

妊婦さんが検査を受ける前に理解しておくべき以下の六項目について話し合います。

①先天異常の意味　②ダウン症候群とは　③検査（信頼性、安全性、侵襲性、費用など）について　④検査結果は原則「陽性または陰性」であり、「妊娠継続」「人工流産」のいずれかの決断が待っていることを

理解する　⑤「陽性」「陰性」の意味　⑥「検査を受ける」を選択した場合、の六項目です。以下、順に検討してみましょう。

①先天異常の意味

いきなりダウン症候群の確率は一〇〇〇人の新生児に一人ですと説明を始めるのではなく、生まれてくる子どもの約三パーセントは、必ずなんらかの先天疾患をもっており、ダウン症候群はその一部に過ぎないことをまず理解することが第一歩です。このことを基盤として検査前遺伝カウンセリングが始まります。「ダウン症候群の子どもをもちたくないので、その手段としてＮＩＰＴを受けたい」と自己決定している妊婦さんが大部分ですので、ダウン症候群は先天異常疾患のごく一部に過ぎないことを十分理解しなくてはなりません（検査陰性集団には、ダウン症候群以外の先天異常疾患が含まれることの理解）。

このような遺伝カウンセリングには多大な労力と時間を要しますが、このステップは非常に大事で欠くことはできません。

②ダウン症候群とは

ダウン症候群の概略については、２節で述べましたが、ＮＩＰＴ検査における遺伝カウンセリングで「ダウン症候群の評価はいつ行うのか？　行ったのか？」について考えてみましょう。

妊婦さんが「ダウン症候群」について深く理解できる機会は限られています。せいぜいテレビ等で観たことがある、近所で見かけたことがあるといった程度でしょう。そこから得られた知識は、「知的障害」

「先天性心疾患」「短命」などの断片的知識の範囲を越えることはないと思われます。

これを越える理解を援助するのが、検査前カウンセリングの重要な目的の一つとなります。NIPTの先進国？　であるフランスでは、検査前遺伝カウンセリングでダウン症候群そのものについての説明は行われていません（坂井 2013）。日本でも事情は変わらないでしょう。しかしダウン症候群について十分に理解する機会として、検査前遺伝カウンセリングは極めて重要で欠かすことはできないのです。

③検査について　（第1章を参照ください）

④検査結果は原則「陽性または陰性」であり、「妊娠継続」「人工流産」のいずれかの決断が待っていることを理解する

結果判明後には必ず「妊娠継続」「人工妊娠中絶」のいずれかの重い決断が待っている事も、予め知っておかなくてはなりません。そして検査を受ける前にいずれを選択するのかを決めておかなくてはなりません。検査結果が出た時点で決断を迫られると、時間的制約の中で命にかかわる重大な決断を下さねばならないことになります。陽性と告知され大混乱の中で、しかも限られた時間内に「妊娠継続？　中絶？」という命の選択にかかわる決断を迫られることになります。地獄の苦しみだったと表現する人もいます。

検査前遺伝カウンセリングでダウン症候群についての十分な理解が得られていない場合は、ダウン症候群について深く考える時間的精神的余裕もないので、「ダウン症候群だったらみんなが人工流産している。国民的コンセンサスが得られているに違いない」という勝手な自己判断で、深く考える暇もなく中絶という決断に追い込まれ、心にトラウマを抱えてしまうことになります。これを避けるには、比較的精神的余

裕のある検査前に、ダウン症候群と診断されたらどうするのか決めておくべきです。

⑤「陽性」「陰性」の意味

「陽性」はダウン症候群、「陰性」は「親の期待する元気な子ども」を保証するものではありません。「陽性はダウン症候群である」のではなく、確定には更に羊水診断が必要となります。

また、陰性結果即ち「46,XX（Y）正常」は、「ダウン症候群が否定されたので胎児は健康」を保証するものでもありません。単に新生児集団中の先天性疾患の頻度三パーセントから、ダウン症候群の頻度千分の一を減じた残りにすぎません。先天異常の子どもを得る確率は検査前とほとんど変わらないのです。より具体的には、「陽性」＝ダウン症候群の疑い、「陰性」＝ダウン症候群以外の先天異常の可能性も含む新生児集団となります。検査前カウンセリングでは、NIPTで提示される「陽性」または「陰性」の意味を充分理解し、検査の限界（何がわかり何がわからないか）を知った上で、検査を受けるか否かの判断を下しましょう。

以上の過程を経て、検査を「受ける」か「受けない」を自己決定したら、それぞれの決定が何を意味するのかについて、次のステップの遺伝カウンセリングが展開されます。

⑥「検査を受ける」を選択した場合

陽性の場合、陰性の場合の、課題についての相談となります。

陽性の場合は、確定診断の為に羊水検査が必要となり。羊水検査ではダウン症候群以外の染色体異常もわかります。その場合、ダウン症候群以外の染色体異常を含めて、妊娠継続か中断かを決めなくてはなりません。これまで聞いたこともない染色体異常の病名を告げられて混乱することになります。

陰性の場合は、改めての羊水検査は不要で、ほぼダウン症候群は否定できるとされています。大多数は妊娠継続となります。しかし、生まれてくる子どもが全て健常であると保証するものではない事を改めて知っておかなくてはなりません。

「検査を受けない」を選択した場合には、一般の出産に伴う先天異常の割合などについての相談となります。

「遺伝カウンセリングは、なんらかの問題を抱えたクライエントの、自発的求めによって始まる」のが原則なのですが、既に「ダウン症候群の子どもを産まない」と自己決定しているNIPTでの遺伝相談は、最初からボタンの掛け違い状態で始まり、本来の遺伝カウンセリングとは違った展開にならざるを得ません。

このような変則的な背景をもちながらの遺伝カウンセリングなので、検査前カウンセリングでは時間の制約もあり「検査に関する情報提供」が主で、検査の説明をして同意（インフォームドコンセント）を得る作業で手一杯となり、それで遺伝カウンセリングといえるかどうか疑問です。

このように、検査前カウンセリングは、大変重要でかなりの時間を要しますが、これだけの時間と労力を使える機関は極めて限られていると思われます。

（２）検査後の遺伝カウンセリング

検査後の遺伝カウンセリングは、「陰性」又は「陽性」の場合はどうするか？　についての相談となります。それぞれの結果判明後の行動については、検査前カウンセリングで充分話し合っているはずですが、時間的問題でふれられていない場合も予測されますので、改めて具体的に「陽性」「陰性」と診断された場合について話し合います。

①「陽性」の場合

精神的混乱と時間的制約の中で「妊娠継続？　妊娠中断？」の決定を迫られます。ＮＩＰＴでの陽性は確定診断ではないので、確定診断には従来の羊水検査という侵襲的検査を受けることになり、せっかく母体血採血という無侵襲的検査を選んだのに逆戻りと、不満の元になりかねません。羊水診断の結果待ちの期間（約二週間）が、精神的には最も辛い時間といわれています。この不安の極にある時期に、「妊娠継続」「妊娠中断」のいずれかを決めることになります。遺伝カウンセリング実施上最も大切なことは、「クライエントが平穏な気持ちで自己決定できる精神状態であること」とされています。

不安定な精神状態で決定するのは禁忌とされています。胎児にダウン症候群の疑いが強いと聴かされた妊婦の精神状態はどうでしょう。不安の極に達しており、このような状況で下した決定は危険でさえあります。したがって、心に余裕のある検査前カウンセリングで判断しておかなくてはならないのです。でも時間はさかのぼれません。時は待ってくれません。決定せざるを得ません。その苦悩ははかりしれず、なぜこのような検査を気軽に受けたのか悔やむ人もいます。このような心の状態に寄り添うのも、遺伝カウンセリングの重大な役割です。ＮＩＰＴはこのような問題を含んでいることを、検査前カウンセリングで理解しておかなくてはなりません。

羊水検査でダウン症候群と診断された場合に「妊娠中断」を決断された妊婦さんが、八六・七パーセントありました（一五二～一五三ページ参照）。人工流産の具体的処置の説明と、その後の十分な心理的フォローなどが問題となります（第1章参照）。

「妊娠継続」を決断された妊婦は、「ダウン症候群の子どもを育てる決心」をされたことになるので、誕生までの産科的ケア、精神的ケアが重要となります。誕生後の具体的養育問題などについて話し合う必要がありますので、本章を参考にして下さい。

②陰性の場合

ともすると「陽性」の場合の説明が重要と思われがちですが、「陰性」の意味についての説明も大変重要です。

ＮＩＰＴでの陰性は、陽性の場合と違って羊水診断での確認は不要とされています。しかし、ＮＩＰＴ陰性が胎児に先天異常がないことを保証しているものではない――すなわち一般の様々な先天異常の合計二〜三％の中からダウン症候群（頻度1/1000〔0.1％〕母体の年齢により増加するが）の割合を引いたに過ぎないこと。極論すれば先天異常率は検査前と検査後ではほとんど差がないことを理解しておくことが大変重要です。

6　ＮＩＰＴの今後

胎児の状態を知るために、様々な出生前診断技術が開発されてきました。技術の進歩は得られる情報が正確で母体への負担が少ない方法を目標としてきました。ＮＩＰＴは、採血という手軽な手段で精度の高い結果が得られる検査として、脚光を浴びて登場しました。妊婦血に少量ながら含まれる胎児の遺伝物質を採取し、分析してきた研究者たちの地道な努力の集積ともいえます。

ではNIPTはどの疾患を対象とするのでしょうか？　胎児のDNA（遺伝物質）を材料とするので、その応用範囲ははかりかねる程です。NIPTでは、まず染色体の数の異常である21トリソミー、18トリソミー、13トリソミーが選ばれました。ターゲットとされたダウン症候群は、この世に様々な害毒を及ぼすのでなんとかして出産を防がなくてはならないという社会的コンセンサスに応える目的で、対象疾患とされたのではありません。この技術が応用できるのは？　という発想の先に、21トリソミー、18トリソミー、13トリソミーなどの染色体疾患があっただけの話です。同じ技術が使える性染色体疾患にも拡大しようとの動きも見られます（さすがに今はなりを潜めましたが）。性染色体疾患のある大部分の人は、通常の日常生活を送っています。生涯染色体検査を受ける事もなく、必要性もない人々が含まれます。NIPTがマススクリーニング化されると、これらの人たち（胎児）も「陽性」と判断され、流産されてしまいかねません。性染色体異常の場合は、十分な遺伝カウンセリングを行い流産を防ぐとの声が聞こえてきますが、ならば性染色体検査は、はじめから検査の対象とはならないはずです。

さらに「正常以外は異常」というデジタル的発想が蔓延しつつある現在、検査後遺伝カウンセリングでその意味を説明しても、「染色体異常」という烙印の前にどれほどの力となるのかはなはだ疑問です。

NIPTの前には十分な遺伝カウンセリングが必須とされていますが、これまで述べたように「検査のための説明と同意インフォームド・コンセント」だけでも最低三〇分を要し、諸々の決断に関わる遺伝カウンセリングでは、最短でも一回一〜二時間の複数回が必要と思われます。現実的には不可能な時間となり、結局検査の説明のみとなる危険性があります。このような不完全な形で普及していくことには危険性を感じますし、こうした実情の中、検査対象を拡大することは極めて危険と考えます。

母体血に含まれる微量の胎児由来のＤＮＡの分析が可能になると、どうなるのでしょうか？　その行き着く先は、恐怖と悩みの世界となります。今、孫の全遺伝子解析の報告書（約一六〇頁）を前に、その変異の多さに呆然としているところです。臨床症状がわかっているので、提示された遺伝子変異が意味があるのか評価のしようもありますが、これが臨床症状がわからない出生前診断の報告書だったらと思うと、ぞっとします。遺伝カウンセラーは、この報告書（デジタル記号）を頼りに、流産か妊娠継続かの二者択一を決断する遺伝相談に携わることになります。

遺伝子解析結果が何を意味するか不明な例が多発する事は間違いありません。意味不明なデータを前にいかなる判断を下せば良いのか？　この不明なデジタル情報を前に、当事者及び遺伝カウンセラーは思い悩み、異常即ち流産という短絡的選択に追いやられるのではないかと危惧するのです。

これまで、人は誰でも最低一〇個程度の遺伝子変異をもっているとされてきましたが、遺伝子解析の技術の進歩により、一〇〇個以上とする報告も見られるようになりました。胎児ＤＮＡ分析結果をどう解釈するのか？　結局、「人には多様性があり、そこに人として生き続けられる意味がある」という、昔からの常識に立ち戻ることになるのだろうと思っています。今後予想されるマススクリーニング化は、極めて慎重でなくてはならないと、警鐘を鳴らしたいと思います。

ＮＩＰＴが拡大する追い風として、遺伝子産業の存在も無視できません。最近新たに発見された大金鉱といわれているのです。その規模三八兆円！　企業にとって美味しい話です。多数の企業が群がります。

一旦検査システムを立ち上げると、これを動かさないと採算が取れません。拡張なくして企業は生き残れません。ここにNIPTが自己膨張せざるを得ない理由があるのです。自己膨張を支えるには、コストダウンによる顧客の確保、それによる減収を補填するための検査対象の拡大が手っ取り早い手段です。これ以上は言及しませんが、国民はしっかり監視しなくてはなりません。

検査後に待ち受けているのは流産です。胎児たちは、企業論理の犠牲者ともいえるのです。

NIPT検査料は約二〇万円です。ひとりのダウン症候群者を発見するには一〇〇〇人の検査が必要です。かかる費用は二〇万円×一〇〇〇人＝二億円。このお金はどこへいくのでしょうか？　そっくりダウン症候群者の支援に回る……ことはないでしょう。

政府にとっても、国民が自己負担で検査を受けダウン症候群を減らしてくれて、公的補助費は黙っていても減少する。こんな美味しい話はないと、NIPTを影から支援する。そんな地獄の構図にならないように祈ります。

7　出生前診断、NIPTは人を幸せにするか？

出生前診断を受ける目的は人それぞれと思われますが、究極は「病的胎児を発見し、人工流産を行う」ことが大部分と思われます。その行為が人を幸せにするか？　という問いでもあります。出生前診断について議論を交わすとき、われわれ男性が「安易な中絶」という言葉を使うと、女性陣から「安易な中絶というものはない。せっかく宿った命です。その命を守りわが子として腕に抱きたいと思うのが、全ての母親の気持ちです。でも色んな事情でそれがかなわないとき、苦渋の選択として中絶を選ばざるを得ないこともあります。『本当は生まれてきて欲しいのだけど、やむを得ない事情のため今回は産んであげられない。本当にご免なさい』と、胎児に謝り苦渋の選択をしているのです」と反論を受けます。

そのような思いで中絶を選択している事を知り、われわれ男性は言葉もありません。NIPTの最終決着が中絶にある事にもう少し思いを馳せて、真剣に向き合わなくてはならないと痛感しています。

ともすると、「目的通りダウン症候群胎児を発見し、中絶できた。NIPTを受けた甲斐があった」と、一件落着で終止符が打たれがちです。しかし「わが子を中絶する選択をしてしまった」という心的トラウマを、ひとりで一生抱えこんで生活している人もいます。

一方、数は少ないけれど「NIPTで陽性となり、羊水診断でダウン症候群と確定されても、出産して育てる」という選択をされる方もいます。世間からは、予防する方法もあるのになぜ？　といった、障害児を育てるに際しての様々な心ない言葉、行動のシャワーを浴びることになります。でも、それと同時に、様々な支援を寄せてくれる素晴らしい人々との出会いもあります。そのような人々と人間関係を育み、何より障害を抱えながら逞しく生き抜くわが子に励まされながら生活を送っています。育児には悩みと喜びがつきものというありふれた言葉の意味を、より深く味わいながらの人生を送っているのです。

どちらが幸せか？　結論を急ぐつもりはありません。それこそそれぞれの自由です。でも、出生前診断でダウン症候群と診断されて、産む？　産まない？　の決断を迫られたのはNIPT検査を受けた人のごく一部です。大多数は陰性で、そのまま妊娠継続を選択し子どもさんをもつことになり、普通の生活を送っています。それでＮＩＰＴは完結終了となり「良かった」と評価されて終わります。しかし本当は、上記の少数である「出産を選んだ人」「中絶を選んだ人」方々への理解、支援が不可欠なのです。

中絶という心的トラウマにいかに対応するのかは、かなり専門的対応を要します。他人には相談できず、ひとり心の底に抱えながら悶々と生活している方々が大部分です。一般的対応は、「いやな事には触れず。掘り返さず時の流れに任せよう。このような問題を抱える人は、あまりに少数であるが故に、よけいに封印されてしまっています。あえて寝た子を起こすな」という風潮があり、ともすると無視され、大部分を占める「検査陰性そして出産」のグループの影に埋もれています。そしてこの大部分のラッキー?な集団が、ＮＩＰＴの恩恵を受けたと評価され、市民権を得ることになりそうです。この機会に何が幸せなのか考えてみて下さい。真剣に考えた結果の決断は何にも勝ることになります。

8　産む産まない誰が決める

これまで述べてきたように、間違いなくさらに充分熟慮した当事者カップル以外の誰でもありません。この決断に国家レベルで関わった例として、歴史的には、ナチス・ドイツが行った「優生思想」に基づくユダヤ人大量虐殺があります。本来「個人」に付与された、産む産まない、そして生存権を「国家」が奪い行使した歴史的蛮行です。この思想の根底には「優秀な民族（人）」、「劣等な民族（人）」の識別があります。その判断基準としての遺伝学の存在を無視することはできません。この反省を出発点として、その後の遺伝学は発展してきました。常に「優生思想」に陥っていないかの検証が行われてきました。それにも関わらず、日本でも優生保護法で「劣等な人」として胎児条項を設定し排除してきました。さすがにその不当性が問題となり、母体保護法では「胎児条項」は削除されました（一九九六年）。最近再び「胎児条項」復活の動きが見られます。「堕胎罪」があるにも関わらず年間二〇万件の「人工妊娠中絶」が行われている状況で、直接の実施者である産科医が堕胎罪に問われないよう、どのような胎児なら「人工流産」を法的に許されるのか決めて欲しいとの要求が、その背景とされています。また最近の出生前診断の普及により、提示された疾患名を前に妊娠中断すべきか妊婦さんが決めやすいように、病気の重症度を基盤とした胎児条項により対象疾患を決めておこうとする動きもあります。この判断は、主として医学的重症度が基準になりがちです。

「胎児が異常と診断された」悩めるカップルにとって、今、母の胎内で育っているわが子が、誰よりも可愛く重症です。重症度の判断は医学的基準だけではなく、そのカップルを取り巻く諸々の環境を含む、カップル固有の判断です。「産むか産まないか」を決める権利は、胎内で育っている胎児について、充分知り悩み抜いたカップルのみがもつ権利と考えます。真剣に考え悩み結論に至る過程をサポートする遺伝カウンセリングが重要になります。「産む」「産まない」は全く逆の判断ですが、真剣に悩み抜いた苦渋の選択であり、基本的には両者とも誰よりも真剣に考え悩んだ結果の結論であるという点で、大きな差はないと思います。それだけに、カウンセラーはクライエントの決定を尊重すべきです。例えその決定がカウンセラーの考えにそわないものでも。

9　おわりに

「検査上の異常」＝「社会で生きていく価値のない命」なのか考えたいという発想で、ダウン症候群者の生活について紹介しました。養育に伴う様々な問題、課題は何もダウン症候群固有の問題ではなく、一般養育となんら変わりません。

誕生時点で、約三パーセントになんらかの先天性疾患を有する子どもが産まれ、その後年を重ねるにしたがって、様々な疾患が発病して障害者の仲間となります。事故により障害者となる人もいます。老人になると誰もが他人の世話になる障害者となります。出生前診断では、せめて診断された疾患の中味？に思いを馳せて熟慮して下さい。その上での決定であって下さい。

ただやみくもに出生前診断反対！　全廃せよ！　とヒステリックに叫んでいるのではありません。苦渋の選択として出生前診断を受け、やむを得ず人工流産を選ばざるを得ない人たちがいることも充分理解しています。そのような方々をサポートするのも忘れてはならないと肝に銘じています。

見える障害、見えない障害を含め、人は皆なんらかの障害者です。障害は人生のいつ始まるか？　というより、障害は人に必ず備わった特性であり、健康とはたまたまその時健康と思っていたに過ぎません。いつの時期か、必ず人の助けを要する時がきます。元気なときは支援する側に回り、体が不自由になれば遠慮なく元気な人に助けてもらいましょう。それが人の社会だとつくづく思う、重症心身障害児者施設勤務者の実感です。

［注］

1　富田香ら 2013「ダウン症候群の小児三〇四例の眼初見」『日眼会誌』117（9）：749-760

［文献］

Henrik Hasle MD, PhD, Jan M. Friedman MD, PhD, Jørgen H. Olsen MD, DMSc & Sonja A. Rasmussen MD, MS. 2016 Low risk of solid tumors in persons with Down syndrome.Genetics in Medicine 18: 1151-1157

藤田弘子・大橋博文 2006『ダウン症児すこやかノート』メディカ出版

丸山英二 2008『出生前診断の法律問題』尚学社

三宅秀彦他厚労省研究班 2016「ダウン症アンケート調査」

坂井律子 2013『いのちを選ぶ社会　出生前診断のいま』ＮＨＫ出版

鹿野佐代子・前野彩 2016『今日からできる！障がいのある子のお金トレーニング』翔泳社

玉井邦夫 2016「出生前診断」『週間日本医事新報』No.4836：26

玉井真理子 2016「ダウン症知って」琉球新報

月野隆一 2009「ダウン症候群児の両親――次の妊娠への期待と悩み」第八回日本不妊カウンセリング学会

Wu J, Morris JK. 2013 The population prevalence of Down's syndrome in England and Wales in 2011. Eur J Hum Genet. Sep;21（9）：1016-9.

コラム4

まず私が“感じるもの”

藤田　潤

二キロの荷物は「重い」ですか？　元気な貴方には重くないでしょう。この荷物が今「重くない」からといって、体調の悪い時、あるいは三歳の子どもにとっても「重くない」なんて、まさか思いませんよね。「重い」かどうかは、荷物の重量がすべて決めているわけではなく、他人が決めることでもない主観的なことです。これを、「重いかどうかは偉い人たちが決めるから、がまんして運べ！」といわれてもねえ。あ、「重篤」とは「病状が非常に重いこと」（大辞泉）だそうです。

一二年前、私の遺伝カウンセリング外来に、三〇代の女性がみえました。色素失調症という遺伝病により小眼症、血管腫・網膜剥離からの失明、顔の変形、歯の奇形、皮膚の色素沈着と脱色がありましたが、非常に知的で感じのいい方でした。来談目的は、「「私は赤ちゃんにこの病を贈りたくありません」ので、着床前診断をして欲しい」。遺伝形式や当時の国内外の遺伝子検査状況もよくご存じであり、それまでの経緯や気持ちを書いたメモを持参されていました。以下本人の承諾を得て抜粋いたします。

「私は義眼による顔の変形を治そうと思い立ち、信頼のおけそうな形成外科を自分で探し求めて、ようやく××先生に巡り合いました」

この時まで、かかりつけの眼科医を含め、見えなくなった目に注意を払ってくれる医師がいなかったそうです。

「顔をあわすなり先生に、『先天性眼瞼下垂、小眼球。手術はいつしますか』と切り出され、突然のことに私は、診察室で声をあげて泣いてしまいました」

泣いたのは意外な理由からでした。

「見える方の目も異常？　小眼球・生まれつきの眼瞼下垂って？　もしかして、いつか医学書で読んだ色素失調症の

合併症では？　いや、先天異常ならとっくに診断がついているはずだ。なぜいまさら？……なぜ三〇年も放置されていたのか！　私の異常な目の小ささは個人差の範囲ではなく、病気だった！　そのために今まで不美人を強いられてきたのか！　でも、もう私の失った時間は、私の二〇代は戻っては来ない。もう一〇年早くこの先生にお会いしたかった。あのときほど　五体満足な人をうらやましく思ったことはありません。母と二人、寒い××の町をふらふら歩きながら　私はあふれてくる涙をどうすることもできませんでした。」

「今では、義眼もきれいに収まり、四度にわたる手術のおかげでようやく人並みの容姿を得ることができました。幼いころは義眼が痛くて痛くて長時間装着できる状態ではありませんでした。『××子、痛くてもこのお目目を入れるとね、みんなからいじめられなくてもすむよ。でも痛いのも辛いね。いじめられるかもしれないけれど痛くないほうがいいのなら入れなくてもいいよ。どっちにするか自分で決めなさい』『こんなに痛いならいじわるされても片目のまま小学校へ上がる』と幼稚園の頃、私は母にいったそうです」

「一言で、『障害を受け入れて生きていく。あるがままで生きていく』と口でいうのはたやすく『かっこいい』ものですが、実際は大変難しいことです。だから別に　一生受け入れられなくてもいいじゃないかと最近思えるようになりました。すると　これまで頑なに虚勢を張って生きてきた私ですが、ずいぶん気が楽になりました」

しかし、子供の頃の辛い思い出をさらに述べた後には、こう書いてありました。

「障害をもつ人が、その障害を重いと感じるか、辛抱できると感じるか、どうってことないと感じるかは、その人にしかわからないものなのです。第三者が（たとえ親であっても）〝想像で〟とやかく口をはさむべき問題ではありません。私は、私自身が、今もなお受け入れられずに持て余している重荷を生まれてくる赤ちゃんに決して渡したくないのです」

さらに、兵庫県の過去の運動やマス・スクリーニングについて述べたうえで、

「『マス・スクリーニング』と『遺伝病の患者が熟慮の上に受ける着床前診断』を明確に区別したうえで議論がなされておらず私は納得がいきません。倫理的見地から、『とにかくダメなものはダメ』といわれ、『なぜだめなのか』という理由を尋ねても、『一つ認めれば歯止めがきかなくなり危険だから』などと的を得ない答えが返ってきます」

「『死に至る病ではないのだからありがたいと思いなさい。命に勝る大切なものなどないのですよ。そんな「軽い」病気に「いのちの選別技術」を使うなんて倫理に背くばちあたりなことですよ』。『明白な』遺伝的背景を抱えていない人たち（障害児を生む可能性がせいぜい五％〜一〇％程度）から、こう言われているようで非常に口惜しいのです」

「色素失調症は『重篤でなくても』、患者である私は幼いころから差別を強いられ　それに負けないように勇敢に闘ってきました。いじめられて泣いていたって母に心配をかけたくなかったから小さな胸の中に封じ込め鍵をかけて、ちょっと遠回りをして涙を乾かしてから元気よく『ただいま』と家に入るのです。私には思い切り泣く場所さえなかったのです。でも、これが七歳の私の、大好きな母に対する人としての配慮でした……。いずれにせよ私の娘に、こんな思いを私の卵子（遺伝子）のせいでさせたくないと願う気持ちのどこが『優生思想』につながるのか、日本産婦人科学会、倫理委員会、着床前診断に反対なさっている障害者団体の人に説明していただきたいです」

「病気が『重篤であるか』『重篤でないか』は、日本産婦人科学会が決めるものではなく、まず私が『感じるもの』であるはずです。もちろんその場合でも何らかの客観的判断は必要でしょう。私が『重篤』だと判断し、なぜそう思うにいたるのか医師及び遺伝カウンセラーが共感しうるだけの『背景・事実』が、私に十分に認められるのなら、その時点でこれらの医療技術が施されて当然と考えます」

「『罹患児を生む自由・非罹患児を生む自由』どちらを選択するかは、患者の気持ちを第一に尊重すべきです」

同じ病の一六歳の女の子が言っていたそうです。

「私は遺伝疾患だけどこどもがバンバン欲しい！　病気だからといってあきらめたくない。でも遺伝さすのがとっても辛い。遺伝させないようお医者さんはしてくれるのかな？」

日本産科婦人科学会の「着床前診断に関する見解」によれば、着床前診断をしていいかどうかは、実施を希望する施設が症例ごとに理事長あてに認可申請を行い、学会が決めることになっています。一九九八（平成一〇）年の学会見解以来、「重篤な」遺伝性疾患に限って適用され、重篤な遺伝性疾患とは「遅くとも二〇歳までに死亡、もしくは寝たきりになる状態」と定義（学会倫理委員会第二回議事録）されていましたから、来談者の色素失調症は「重篤」ではないために対象外でした。遺伝カウンセラーとしては、着床前診断の「申請」すら無理であることを説明し、納得してもらおうとしましたが、困難を伴いました。「日本産科婦人科学会の『偉い先生方』がよく考えられての御指示だから、下々は黙って従え」とでもいえばよかったのでしょうか。

しかし、その後二〇〇六（平成一八）年の日本産科婦人科学会見解では、「流産の反復による身体的・精神的苦痛の回避を強く望む心情や、流産を回避する手段の選択肢のひとつとして本法を利用したいと願う**心情に配慮**」して、「染色体転座に起因する習慣流産（反復流産を含む）を着床前診断の審査の対象とする」ことになりました。これが審査対象として「重篤な遺伝性疾患」に新たな枠組みを設けるものであることは学会が認めていますが、どんな枠組みなんでしょう?? 本当に、当事者の心情に配慮して、致死的ではない状態にも着床前診断を適応する道を開いたのならば、彼女の遺伝病も申請できるのでしょうか。彼女の心情は学会の先生方に配慮してもらってないでしょうから、おそらく〝審査の対象〟にもなれないんでしょうね。「習慣流産に〝適応する〟とは言っていない。〝審査の対象とする〟だけだから、〝適応は今でも重篤な疾患のみ〟である」という、訳のわからない意見も聞いたことがありますが、とにかく私は遺伝カウンセラーをやめました。

［追記］

本稿を読んでの、彼女の言葉。

「今、倫理委員会の方々に申し上げたいことは、『病気の程度に関係なく遺伝疾患を持つ患者が、安心して健康な赤ちゃんを産む環境を整えてください』の一言でしょうか」。

また、

「義眼の社会保険制度上での扱い、問題点など、あまり知られていない現状を、医師の方々に改善していただきたい」。

第6章

親になること

富和清隆

1　はじめに

山上憶良は、奈良前期の官人。大宝二（七〇二）年、渡唐し、帰国後、伯耆守・東宮侍講・筑前守を歴任。思想性・社会性を持つ歌を詠んだ、とあります（デジタル大辞泉）。中でも貧窮問答歌は有名ですが、並んでよく知られるのは、子等を思へる歌（山上728）です（図1）。

現代風に解釈すれば以下のようになるでしょうか。「（単身赴任の身で）一人で食べていると家に残してきた子どものことが思い出されて寝られない。金銀、宝石が何んであろう。子に勝る宝はない。」この歌には序があり、悟りを開かれたお釈迦様でも自分の子どものことは格別、愛おしく思われた。ましてや凡人は子どものことを愛おしく思って当然だと書かれています。

瓜食めば 子ども思ほゆ
栗食めば まして偲ばゆ
何処より 来しものそ まなかひに もとな懸かりて
安眠（やすい） しなさぬ

反歌
銀も金も玉も何なにせむに
勝れる宝　子に及かめやも

図１　子等を思へる歌　（山上憶良　728）

この本のテーマは出生前診断をどう考えるかです。出生前診断をするのは、自分の子どもを持ち、育てたいと思うことが前提で、その前提、背景を理解しなければ出生前診断の議論は表層的なものになってしまいます。このことは、出生前診断だけではなく、遺伝カウンセリング、ここではあえて遺伝相談と呼びますが、遺伝相談一般についていえることです。なぜなら遺伝相談の多くは、人の生殖行動、人が子孫を産み育てることに関連したことであるからです。

私は一九七五年に大学を卒業した後、聖路加国際病院の小児科レジデントとして初期研修を受けました。神経遺伝学の研究のために英国にいた一九八七年、子どもが授からないことでＩＶＦ（体外受精）治療を受けました。当時ＩＶＦはまだ珍しく、不妊のカップルが世界中からNottingham の郊外にあるその病院に集まり、出番を待ちながらそれぞれの国の不妊治療の状況と個人的な事情とを語り合い、「どうして我々はこんなに苦労してまで子どもを欲しがるのだろうか」などと話し合ったものです。しかし、研究で携わった神経病院の遺伝外来でも、また小児病院の臨床遺伝外来でも、今でいう遺伝相談のようなサービスを耳にすることはありませんでした。翌年帰国後、初めて本格的に遺伝相談を学ぶ機会を得ました。

2　遺伝相談に学ぶ

一九八八年の夏、日本家族計画協会の遺伝相談医師研修に参加して以来、遺伝相談が自分のテーマの一つになりました。月野隆一さんや奈良県立医科大の吉岡章さんも講師でした。コースリーダーであった大倉興司先生は、一九八四年刊の『プリンシパル遺伝相談第二版』の中で、遺伝相談の定義を書いています。

「遺伝相談とは、遺伝的な問題をもって、結婚、子どもをもうけること、あるいは職業選択などに心配をもつ人たちに、遺伝的な危険率を推定し、クライアントがその属する社会の中で、その一生に最も意義があるようにカウンセラーがクライアントとの対話過程において十分納得できるようアドバイスをする行為」(大倉1984)。

さらに第三版では、アドバイスではなく、「十分に納得してなしうるようにする行為」(大倉 1990) と改定しています。

一九九五年に遺伝医療に関するＷＨＯのガイドラインが出ました (WHO 1995)。そこではよく知られる四つの倫理原則 (自律性・善行・悪意の排除・公正) が示されましたが、生命倫理に関わるアジア人の姿勢として仁愛 (儒教)、慈悲 (仏教)、人情・いたわり　といった思想もガイドラインに記載されています。

日頃、私たちが生命倫理の原則で耳にするのはもっぱら前者だと思います。中でも自律性がとりわけ強調される傾向にあります。問題や不安を抱えて葛藤し弱い立場になりがちな、患者、クライアントの権利を医療提供者から守ることではありますが、見方によれば提供者の責任を回避するためのガイドラインであり、多くの人には一般的な手続きのための「定め」と理解されがちです。

一方、遺伝相談では個々のクライアントに寄り添った個別的な理解、判断が求められます。医療を提供する者の視点ではなく、クライアントの立場に立って、倫理（善し悪し）、論理（道理）、心理（欲と情け）を理解することが求められます。遺伝カウンセリングの倫理に関する成書、議論の多くは、ガイドラインの翻訳、延長であり、長く遺伝相談に携わった者としてそうした論議に感じる違和感は、視点、立場の違いによるのでしょう。大倉が研修会で述べた「カウンセラーは価値ある隣人であれ」という言葉はまさにそのことを表しているのだと思います。

大倉は日本臨床遺伝学会（現日本遺伝カウンセリング学会）倫理委員会用の未定校文書（大倉 1995）の中で「日本人は聖徳太子の和の精神を尊重し、また、寡黙を美徳とする精神構造によって、問題解決のために公開の場ではもちろん家族内でも互いに討論することを望まないし、得意ではない」と述べ、また私的な随筆集（大倉 1994）では、遺伝相談にあたっては「施無畏」（恐れることのないことの施し）の心で臨むようにしていると書いています。クライアントに寄り添う相談のためには、WHOのガイドラインでは付加的に記載されたアジアの思想、そして日本社会の倫理基盤にもっと目を向けるべきだと私は思います。

WHOのガイドライン四原則の中で強調され勝ちな自律性ですが、その背景には近代の人権擁護の考えがあります。人権思想の歴史はたかだか二五〇年ですが、善行、悪意の排除、公正などの倫理観、道徳的価値観は、キリスト教や仏教、儒教に見るように、はるか以前にさかのぼることができます。

パトリシア・チャーチランドは「脳が作る倫理」（チャーチランド 2011）の中で、「道徳的価値は社会的な生活の基礎である。道徳的実践の根底には社会的欲求がある。その最も根源的なものは、家族への愛着、友人への気遣い、帰属欲求である。このような価値に動機づけられて、私たちは苦痛をもたらし、安定を損ない、生存を脅かす恐れのある問題を個人的、集団的に解決しようとする。私たちの脳は自分の幸せだけではなく友人や親族の幸せも大事にするようにできている」と述べ、そして、そうした脳の機能は人間特有の物ではなく、進化の過程で獲得したものとしています。ましてや人間の場合は、クライアントが為すべきことを見出し実行する力は自然に備わっているはずで、相談は、クライアントがその力に気づき、実行することを促すものであるといえます。ただ、そのためには、カウンセラーは人間社会、あるいは地域社会の中に歴史的に蓄積され人々の生活に溶け込む価値観、倫理観、論理、思想を理解し、それらを念頭において相談に当たらねばなりません。

3　出生前診断以前のこと

二〇一四年の地域遺伝相談協議会奈良会議の討論で、「生まれてくる子が健やかであるように」から「健康な子を産みたい」「健康でない子は産まない」と変遷する妊婦（親）の気持ちが話題になりました。生まれた子どもは特別な存在で、親は誰もが子どもに立派に成長してもらいたいと願います。

どうして子どもを産みたい、欲しいと思うのか？　我が子はどうして特別な存在なのか？　私自身が不妊治療中に考えたことと、子育てをしながら感じたこととは明らかに違いがあります。前者は頭で考えたイメージであり、後者は、身体全体で感じる喜怒哀楽です。憶良をして「何処より 来しものそ」と歌わしめる情動です。そもそも人も動物も、性や生殖活動という情動の結果として妊娠、出産があり、出産の延長上に子育てがあるわけで、その逆ではありません。動物にとっては性行為の契機は子をもつこととは本来全く無関係なはずです。そういう意味では体外受精などの生殖補助技術を受けるカップルは極めて例外的、常ならざる状況にあるといえます。しかし、受胎の経緯はどうであれ、後に続く妊娠、子育ては通常の妊娠と変わりません。子どもが病気であろうと障害があろうと我が子であり、親にとって特別な存在になっていきます。問題になるのは出生前診断です。

自然の結果は受け入れざるを得ません。そして、動物にはその結果を自然に受け入れる装置が備えられます。しかし、「子どもが生まれる」のではなく「健康な子どもを産む」、「健康でない子どもは産まない」という「自律的」選択意思をもつ人には、それが自然の摂理から離れるゆえに想定外の結果を受け入れる装置は備えられがたいと思われます。

今日の出生前診断を巡る議論や、実施されている遺伝カウンセリングにおいては、そもそもクライアントが、なぜ子どもをもちたいと思うのか、どのような子育てを想定しているのかについて、語られることがあまりに乏しいように思います。本稿ではその重要性を改めて指摘するとともに、親たらしめる装置とは何か、親として在ることとはどのようなことかについて考えたいと思います。

4　親になること、親として在ること

聖路加病院でのレジデント時代、小児科医長の一人に山本高治郎先生（1916-2013）がおられ、回診の際に多くを学びました。子育てはいつの時代も大変ですが、これからの子育ての動向として、①乳児死亡率の減少、②出生率の低下、③母親の就労の増加をあげ、子育てを支援すべき小児科医の今後の課題として、①母親の関心事が子どもの死から競争に残ることになること、②虐待、心身症、生活習慣病への対応、があるといわれました。四〇年前のことですが、まさに現在の小児科医の大きな課題です。山本先生は一九六〇年にルロンの『育児学』の訳書を白水社から、一九八三年には『母乳』（山本 1983）を岩波書店から新書として出されています。小児科診療の中で一貫して子育て支援を考えてこられました。

平成二六年の、全国の児童相談所の児童虐待相談件数はおよそ九万件、一五年前の七・六倍と急速に増えています（厚生労働省ホームページ 2016）。相談対応の内訳をみると、実母による虐待が五二・四％で一番多く、実父が三四・五％、小学校までの虐待は四三・五％、虐待死は五〇人。山本先生が四〇年前に心配したまことに悲しい現実があります。

親は子どもを愛せなくなったのか？　それならばなぜ？　山本先生からは聖路加を卒業した後も時々、「通信教育」を受けました。紹介された本の一つに、フランスのエリザベス・バダンテールが書いた『母性という神話』（バダンテール 1980）があります。「母性愛は、生まれつき持っているものではなく、不安

定で脆い。プラスになったりマイナスになったりさまざまな形で現れる」。つまり母性愛は付加された愛、深いプラスラブだというのです。条件が整わなければ母性愛はわきおこりません。一七八〇年、パリでは二万一〇〇〇人のこどものうち、母親の手で育てられる子どもは一〇〇〇人しかいなかった。バダンテールは押し付けられた母親像をフェミニストの立場から論じていますが、子どもの立場からルソーの子育て観やフランス革命前後の出来事を考えると、その当時の養育環境の意味が、また違って見えてきます。

母親になる過程を医学的に考えたいと思います。女性は、妊娠を知ったとき、胎動を感じたとき、出産時、授乳時、など様々な段階で母であることを感じるのでしょう。動物では母性的行動はよく研究され、その成立には感受期があるとされます。ハイイロガンのヒナの刷り込み現象についてのローレンツの話はよく知られています（ローレンツ 1949）が、時期が遅れると母鳥はヒナから母とは思ってもらえません。母性的行動の成立は、五感すべてを駆使してなされること、また、それは母と子の相互作用であることが知られています。愛着形成をもたらす双方の行動を可能にしているのは、オキシトシンなど脳内の神経ペプチドです。人においても、誕生後の母子間の接触、相互作用によって愛着が促されるとされます（図２）。

オキシトシンは、母と子の愛着を促すだけでなく、子育て、ツガイの形成など個体間、集団での社会的能力にも大きな役割を果たします。即ち、オキシトシンを介する三つのループ（図３）が想定されます。母仔間の愛着を促す絆ループ、個体ループでは、過去の授乳、子育てによって高められた母のオキシトシンシステムが次の子の養育を容易にします。絆ループを介して母から社会的刺激を受けた子は、親行動が円滑になります。また、同種個体間、とりわけ異性と良好な関係をもつことができます。オキシトシンは、哺乳類の進化の中で受け継がれてきたことから、人も同様の働きをしているものと考えられます

(Nagasawa et al 2012)。

父性的行動については、母性的行動ほどには研究されていませんが、新生児（仔）、乳児（仔）の発達・発育・健康・生存に有用な行動、すなわちケア、毛繕い、遊び、共食、餌を与える、清拭、救済、すり寄り等の、子守、守護、教育に関連する行動は、小動物から人間まで広く哺乳類に見られ、それは同時に母

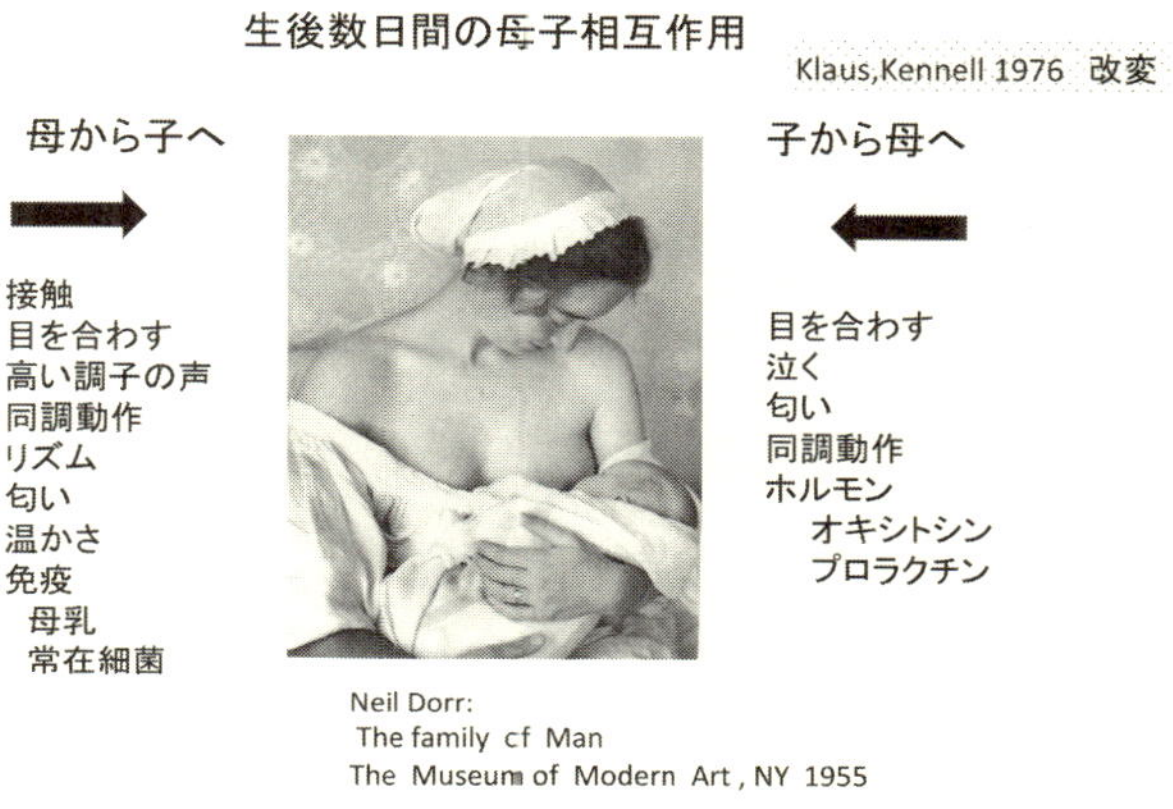

図２　生後数日間の母子相互作用

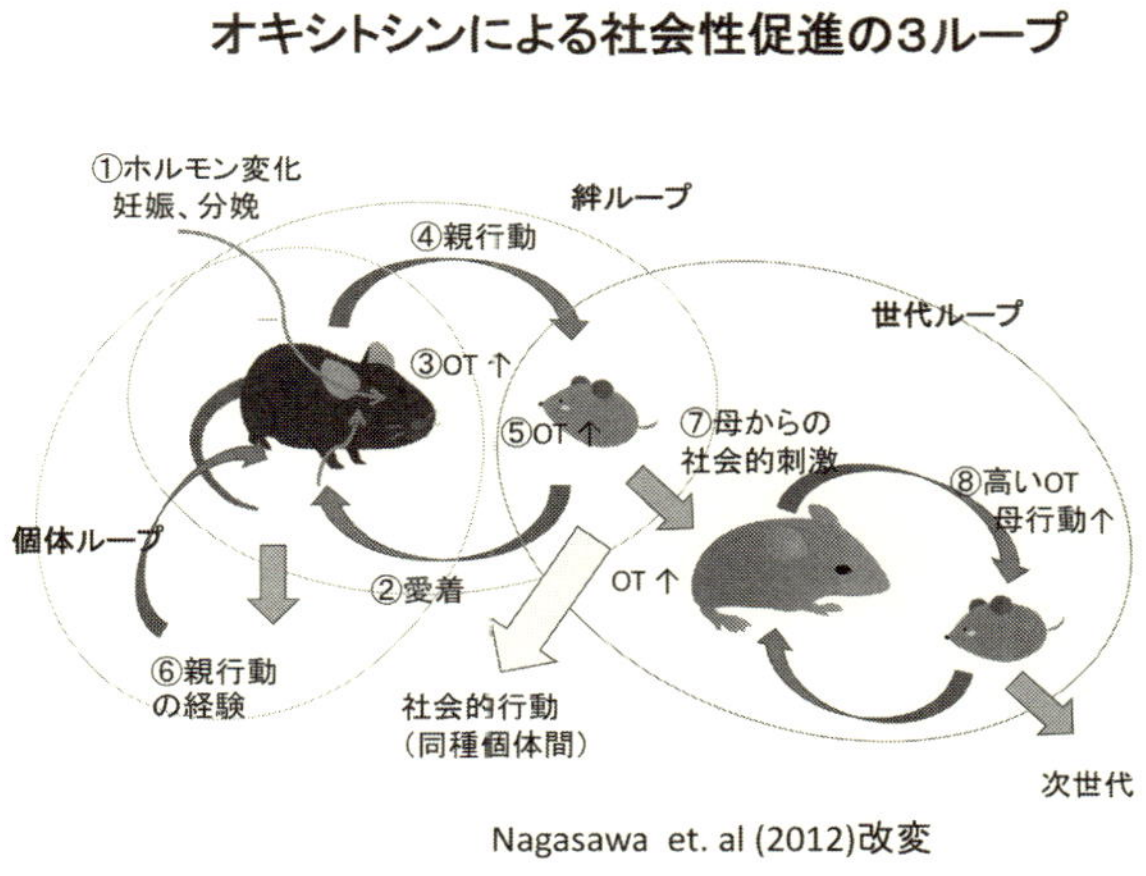

図３　オキシトシン（OT）による社会性促進の３ループ

との「つがい関係」の強化と並行していて、オキシトシン等の神経ペプチド、特にバソプレッシンが関連しているとされます。また、バソプレッシンは、恐怖を減少し寛容を増加させることで社会行動能力を高めるとされます（Fernandez-Duque, et al 2009）。

人間社会における虐待の世代間連鎖をこれらで説明することは危険ですが、子どもを素直に愛せない親を理解するうえで、大切な進化行動学的事実だと思います。すなわち虐待の背景には、親が育てられた環境、豊かな母子相互関係がもてない周産期の環境がある可能性があります。

5　親子レスパイトから学んだこと

親子間の愛着を阻害する要因の一つとして、子どもの障害があげられます。母親からの関わり（声かけ、ほほ笑み、等）に反応する力が弱い新生児（仔）や乳児（仔）は、相互作用で形成されるべき愛着成立が、それだけ難しいと考えられます（Klaus, Kenell 1976）。しかし、人間の場合、その影響は軽減されるか、かえってプラスの方向に作用することがしばしばです。実際、難病や重度の障害をもちながら、前向きで豊かな日々を過ごす患者と家族は多数います。そうした家族は深い絆で結ばれ、子どもは親を深く信頼し、親は子どもの親であることに深い喜びを感じています。

もちろん、障害のある子どもをもつゆえに、親子の喜びを知る余裕もないままにつかれはててしまう家族もいます。その違いは、必ずしも子どもの障害の程度や種別によるものではありません。周囲の環境、とりわけ人との出会いが大きくかかわっていると考えられます。また経済的、身体的、心理的余裕がなければ、親子の喜びも忘れがちです。

難病や重度の障害をもつ子どもも、医療の進歩や制度の整備によって地域で家族とともに暮らせるようになりました。経管栄養、人工呼吸など医療的ケアが在宅で可能になり、訪問診療や看護が充実してきたからです。それでも、不安定な体調を心配しながら二四時間、介護と子育て、そして家事をする親の負担は極めて大きいものです。

レスパイトサービスとは、日常的に介護する人の負担を一時的に軽減するために、施設や病院が代わって障害者や慢性疾患患者をケアするサービスのことです。レスパイトとは一三世紀のラテン語、respectare（しばしば振り返る、考慮する）に由来する言葉で、小休止、一息つくという意味です。成人難病や高齢者の介護でも使われる言葉です。障害児の保護者に対するレスパイトサービスは、医療型障害児入所施設（重心施設）や一部の病院で行っていますが、いくつかの課題があります。

まず、需要に応える施設の絶対数が少ないこと。従って、予約をしようとしても何カ月も先が通常で、順番がきたときには子どもの調子が悪くてそれどころではないこともしばしばです。また、病気の子どもにとっては、いつもとは全く違った環境でのなじみのないスタッフによる介護、看護は不安で、家族も同様に不安、心配がつきまといます。一方、子どもの日常を知らない施設のスタッフも、安心してケアができません。子ども、家族、スタッフのいずれもが、安全、安心が得られにくい状況です。結果として、最もレスパイトを必要とする最重度、超重症児が利用できないことになります（富和 2016）。

医療的ケアを必要とする最重度の障害児や家族が、安心して休息できる方法がないかと考え、難病や障

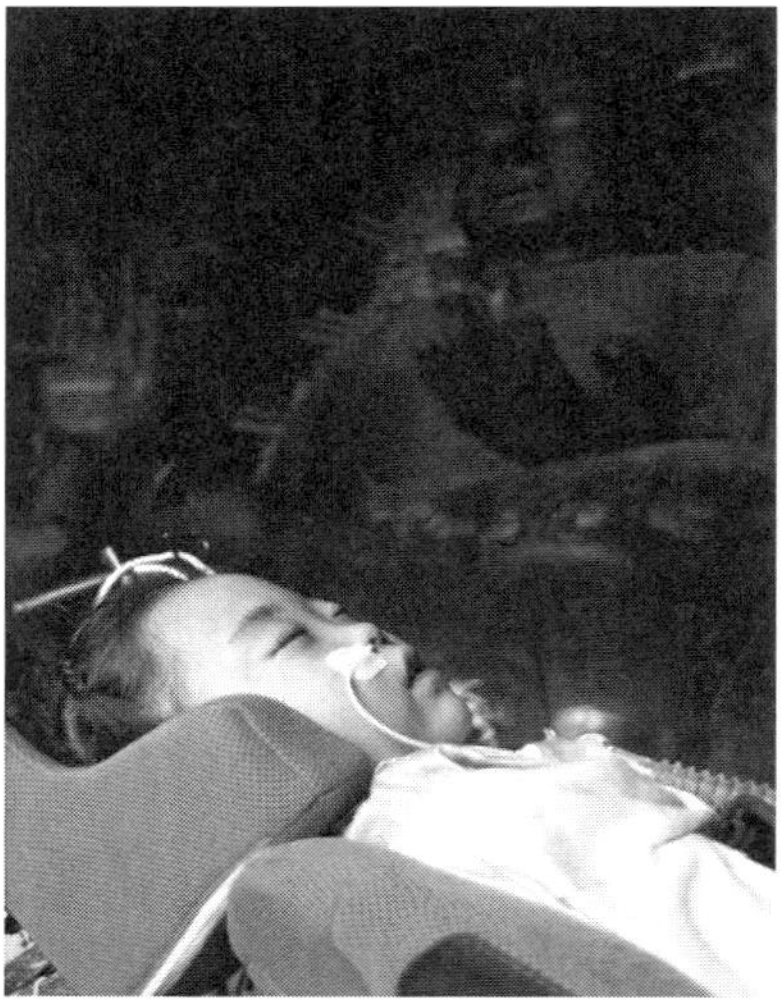

図４　善き友との出会い

害をもつ子どもと家族が、介護する者とされる者との関係から解放され一緒にゆったりとした時を過ごし、親子がともに生きることの意味と喜びと再発見する機会を親子レスパイトとして提唱することとしました。二〇一〇年七月に、第一回の親子レスパイトを試みに実施し、ミトコンドリア病の一九歳の男性とそのご家族に参加してもらいました。同年九月には、奈良小児在宅医療支援ネットワークを母体にして一般社団法人奈良親子レスパイトハウスを設立しました。以来、時候のよい四月から一一月の週末に活動し、これまでの六年間で六〇組を超える家族が参加しました。

医療、福祉制度を使った活動ではないので、主治医や看護師等の同伴を原則にしています。家族の安心を得るためもありますが、医療機関などでの関わりを超えて、子どもや家族の普段の様子を知ってもらうこと、親子レスパイトの後、さらにそれぞれとの関係が深まることを目標としているからです。体験を共有し、明日からの医療、ケアの活動をより円滑にするためでもあります。

奈良親子レスパイトでは、①奈良を味わう、②寧楽（なら）に遊ぶ、③善き友に会う、という三つの柱を立てて活動をしています。地元の食材、手作りの料理をそれらにふさわしい食器で味わってもらうように心がけています。東大寺境内を散策し、鹿にふれ、若草山頂上からはるか、明日香、吉野を望む。千年の歴史の舞台で善き友と非日常の時間を共有することができます。

主治医の理解、協力を得ることは、主催者にとっても、また家族にとっても難しい条件ですが、これまで協力いただいた小児科医や同伴看護師へのアンケートからは、本人家族の日常を知ることができた、自分の仕事の意義を再確認できた、自分たちにとっても極めて貴重な体験であったなど、高い評価が得られました（図４）。

活動はすべて協力者が無償で行い、必要な物品もできるだけ持ち寄ることにして、運営費を最小限に抑えることで事業を継続してきました。現在では約二五〇名の会員がさまざまな形で活動に参加しています。会費を払うことで活動を支える会員が最も多いですが、親子レスパイトハウスに実際に来ることが可能な会員により、食事プロジェクト、庭プロジェクト、境内博物誌プロジェクト、リノベーションプロジェクト、薬草園庭プロジェクトなど多くのプロジェクトが実行中です。会員、ボランティアもまた、活動を通じて「人は障害の有無にかかわらず深く豊かに生きることができる」ことに気づかされます。

6　出生前診断　受ける受けない誰が決めるの？

これまで人は、苦労を補って余りある喜びとその意味を実感しながら、親となり子を育ててきました。医療技術は常に前進し、なおかつ、その歩みは年々速くなっています。子どもが親を頼りに育ち、親が子どもを思う気持ちは昔と少しも変わることはありません。しかし、出産と子育てに関わる情報が、大量にしかも急速にもたらされる中で、人々は、現実をどのように受け止めるべきか、何を選択すべきかを判断するのが難しくなってきています。医療者もそして人々も、他人が決めた標準的な選択（ガイドラインであれ、倫理指針であれ）に従って考えることになります。自然に分かるべき自分の大事なことが分からなくなっているかのように思えます。出生前診断はその最たるものです。

出産、子育てを考えるにあたって、できるだけ予想される困難を避け、安定した道を選ぼうとするのは人の本性であり、人の親となろうとするものも例外ではありません。そうした妊婦と家族の希望があり、悩みがあり、そして技術があれば、基本的にその技術は提供されるべきでしょう。しかし、親になり子どもを育てる喜びは、苦労に反比例するものではありません。

親子レスパイトを実施して、障害が重度であっても深く生きることができるのは、家族をはじめ信頼する人々とともに生きているからだと考えるようになりました。出生前診断を提供する立場にある医療者も、そうしたことを理解し、クライアントに伝えることが大事だと思います。

以前、ある出生前診断のシンポジウムに参加する機会があり、親子レスパイトに参加された親御さんからメッセージを託されました。長くなりますがそのメールをそのまま引用します。

「健常で生まれてからもいろんな障害をもつことになる可能性は誰にでもあることなのに、先天性の障害はどうして生きていてはいけないようなことになるのか。そして、出生前診断の話でどうも抜けてるなあと思うことは、例えば『18トリソミーの子』を産むではなく、『我が子』を産むんだってことです。

出産後、真央と引き離されて（個人産院から大きな病院へ連れていかれて）、障害があるということだけ

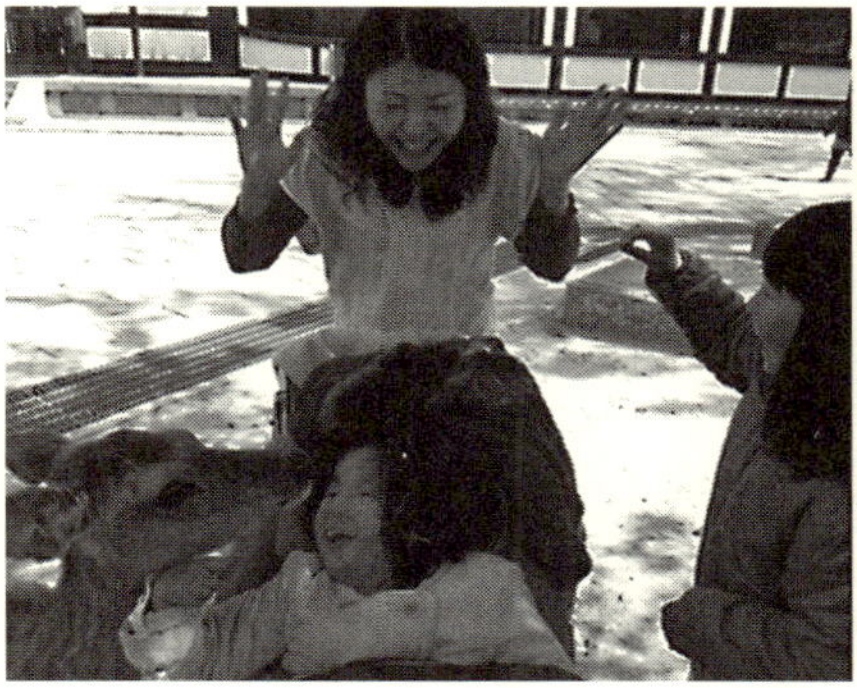
東大寺大仏殿前

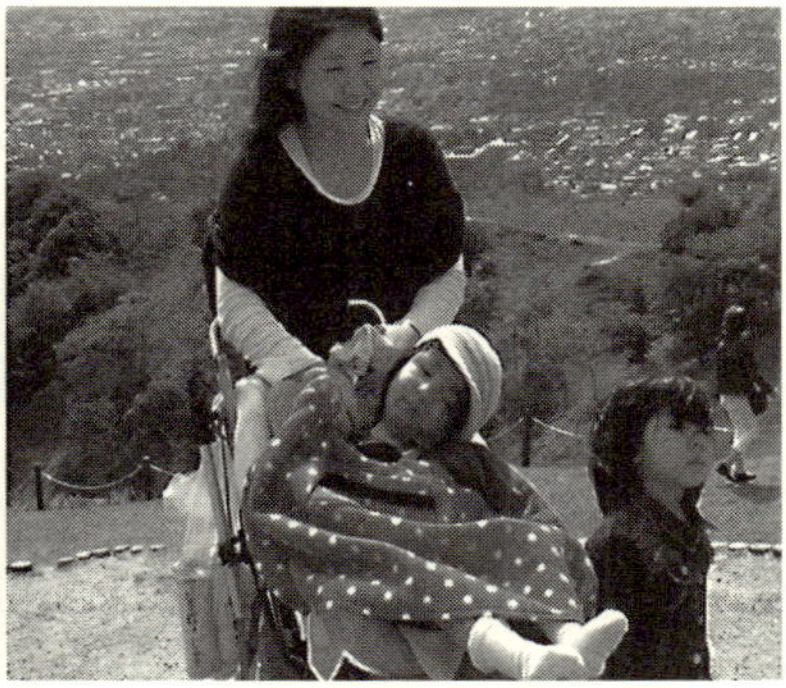
若草山頂上

図5　5歳の誕生日に親子レスパイトに参加してくれた真央さん（18トリソミー）

を聞いた時は、障害児の親になりたくないって正直思いました。でも、NICUに会いに行って真央を目の前にしたら、関係なく可愛い我が子で、助かることなら何でもして欲しいとしか思えませんでした。短命かもって聞いて、意味のない命なんてないって強く思って真央の育児が始まりました。

出生前診断のニュースを見ていると、障害のある子を産む産まないの選択に思えて仕方がないのですが、生きたいと生命力をもってやってきてくれた我が子であるということが忘れられているのが悲しいです。伝えていただく機会があればこういった声もぜひ伝えていただきたいです。」

メッセージからは、「我が子」との深い絆が感じられます。そして、親子レスパイトで見た姿は、親子の喜びで満ちているように思います（図5）。

佐藤孝道さんが、「子育てが楽しくないと思っている人が多い」と語っておられますが、山折哲雄は、「若い世代の者たちは、〔…〕子育てのための配慮、心労、努力、そして犠牲が並大抵のものでないことを肌身に感じさせられている。それが結婚をためらわせ、〔…〕子どもをつくるまい、子どもから自由でありたい、子どもにわずらわせたくない、という『子捨て』の思想」が現代社会の背景にあるとしています（山折 2006）。個々の縁が浅くなっている。年をとった親も捨てる。そういう時代背景です。子育ては並大抵でない、ましてや障害のある子どもを育てるなんてとんでもない、というメッセージが世の中に溢れています。

冒頭に引用したように山上憶良の歌の序には、「我が子にラーフラ（悪魔）という名前をつけたのは、お釈迦様にとっても我が子は格別愛おしい、いわば煩悩であったから。ましてや普通の人間が我が子を愛するのはまったく自然なことだ」とあります。ただし、ヒトが人になり知識と技術を手にした今、妊娠、出産、子育てが自然なままのものではあり得ないのも現実です。より深い知識や高度な技術は、それだけ生きる上での困難を減少させ、豊かさを増す手立てとなるはずのものだからです。出生前診断技術はそうした技術の典型と考えられています。

しかし、出生前診断には落とし穴があることを心すべきです。早期の診断は安全な周産期管理・新生児管理には有用ですし、それらの情報は基本的にクライアントに提供されるべきものです。しかし胎児情報は、頭での理解には役立っても愛着形成に役立つ訳ではありません。愛着は相互的で五感を総動員して形成されるものだからです。自分が子を産むから母になるのではなく、子どもによって、あるいは子育てによって母になるのです。子どもが障害をもっている場合、子どものＱＯＬ、そして親のＱＯＬは、親の障害受容や愛着行動に大きく影響を受けます。選んで産んだ子どもに障害がある時、自然に生まれた子どもと同じように愛着形成がなされるかは疑問です。出生前診断に携わる者は、ぜひともに、これらのことを念頭に置いて欲しいと思います。

私には、遺伝相談が終わった後、いつもつぶやきとして聞いてもらう言葉があります。

「どんなに高度な技術を駆使しても、先天異常のリスクはゼロにはできません。むしろ、予め知りうることは、知りえないことの十分の一にも満たない。たとえ、生まれてきた子が健康であっても、病気、事故、発達障害等々、親の悩みは尽きません。それでも多くの人は子どもが欲しい、育てたいと思う。親になるということは、子によってもたらされる喜びとともに悩みや苦労を引き受けることです」。

〔文献〕

バダンテール, エリザベス 1991『母性という神話』筑摩書房

チャーチランド, パトリシア 2013『脳が作る倫理　科学と哲学から道徳の起源にせまる』化学同人

Fernandez-Duque,et al 2009 The Biology of Paternal Care in Human and Nonhuman Primates. *Ann.Rev. Anthropol* 38: 115-30

クラウス, マーシャル H、ケネル, ジョン H 1979『母と子のきずな　母子関係の原点を探る』医学書院

厚生労働省 2016「児童虐待の定義と現状」 http://www.mhlw.go.jp/seisakunitsuite/bunya/kodomo/kodomo_kosodate/dv/about.html

ローレンツ, コンラート 1974『ソロモンの指輪』早川書房

Nagasawa et al 2012 Oxytocin and mutual communication in mother-infant bonding. *Front.Hum.Neurosci.* 6: 1-10

大倉興司・半田順俊 1984『プリンシパル遺伝相談　実例を中心に』日本医事新報社
大倉興司 1990『プリンシパル遺伝相談　相談の実際』日本医事新報社
――― 1994『施無畏』私家版
――― 1995「日本臨床遺伝学会倫理委員会倫理指針未定稿」私信
富和清隆 2016「親子として在ること　古くて新しい問い」近畿新生児研究会会誌　24: 44-48
山上憶良 728『萬葉集巻五』
山本高治郎 1983『母乳』岩波新書
山折哲雄 2006『ブッダは、なぜ子を捨てたか』集英社新書
WHO 1998 *Human Genetics Programme Proposed International Guidelines on Ethical Issues in Medical Genetics and Genetic Services*

コラム5

ダウン症候群の赤ちゃんが生まれたときに小児科医が話すこと

小野正恵

はじめに

最近の日本におけるダウン症候群の出生頻度は六〇〇人に一人とされますが、晩婚、出産年齢高齢化に伴って、さらに増加傾向にある印象を受けます。ダウン症候群は、転座型など一部を除けば親からの遺伝でもなく、生命現象の中で必然的に生じてくるものです。世の中すべての子は望まれて生まれてきたのであり、生命の尊厳を等しくもち、それぞれが天寿を全うするまで最大限サポートを受けられる社会であるべきです。

近年の生殖補助医療や医療技術の発達により、子どもは〝授かるもの〟から〝作るもの〟へシフトしているような気がしてなりませんが、医療者はどのような場面でも、与えられた命を精一杯生きることの大切さを強く認識し、また伝えていく使命があると思います。

このコラムでは、ダウン症候群の赤ちゃんが生まれた後の診断、告知を含めた対応について、特に小児科医の立場から述べることにします。

診断

ダウン症候群は、その顔貌や筋緊張低下、合併症の存在などから、出生後すぐに臨床診断が可能なケースが多いのですが、その一方で典型的といえない例もあり、やはり本人の染色体検査（G-banding）が必要です。出生前にＦＩＳＨ法で診断がついている場合であっても、他の染色体の構造異常の有無などを含め、正確な核型を知っておく必要があります。基本的には、標準型、転座型、モザイク型に症状の差はありませんが、正常細胞の比率が高いモザイク型で症状が軽いことがあります。なお染色体検査は、検査前に、原則ご両親に、検査目的や得られる結果の意味なども説明することが求められています。この時の説明の仕方によっては、ダウン症候群の告知と捉えるご家族も少なくないので、丁寧な説明が求められます。

できるだけ早期に正しい診断をすることは、その後の治療、療育、家族計画、家族の受容を進めるためにも大変重要なことです。家族が気づいていなければ何も早くから精神運動発達の遅れを心配させることはない、といったパターナリスティックな考えの医師がいたために、乳児健診にも悪影響が出て、確定診断までに何と一年を要したお子さんに出会ったことがありますが、合併症の精査や早期療育の機会を奪われて残念だったと、ご家族は医療や健診に失望されていました。

告知までの状況

（1）出生前にほぼ診断がついていた場合

本来なら出生後の楽しい家族像を期待しながら過ごす妊娠後期の期間を、あらかじめ情報を得たことで、家族はたいへん不安な気持ちで過ごしています。出産直後の手術を必要とする合併症では、子どものために最善の準備ができるという点で出生前診断の価値がありますが、心の中では生まれてくるまでは実際にはわからない、どうか出生前診断が間違っていてほしいと祈っています。中には染色体異常に拒否感をもちながら、すでに中絶の可能な時期を過ぎていたために産むしかないといった、不幸な精神状態の親御さんもいますので、育児意欲をしっかり持ってもらえるよう慎重に対応します。

（2）出生後に診断された場合

妊娠中に何も指摘を受けず、生まれて初めて驚く例が多いのですが、クアトロテストなどの出生前診断を受けて、ダウンの可能性は非常に低いとされたのに実際にはダウンであったという例も少なくありません。個々のケースで、親御さんがどのような思いをもっているかを確認して対応することが大切です。

染色体検査実施前の説明から、結果を説明するまでの間に、多くの方は不安にかられてインターネットなどでネガティブな情報ばかりを読み、落ち込んだ気持ちで告知を受けることも多いのです。

告知

告知は、その後の家族の受容を大きく左右します。染色体結果が出たら、原則としてご両親に説明します。このとき、ダウン症候群のケアに経験のある看護師などの同席もお勧めです。祖父母から同席希望があっても、まずは十分な時間を両親だけにして話すことが大切です。あくまでもお子さんを責任もって育てるのは両親であることを自覚してもらうこと、祖父母に気兼ねしていろいろな質問や感情を出すことを遠慮することのないようにとの配慮です。

染色体起因しょうがいじの親の会から出されている、「染色体検査告知に関しての医療関係者への提言」（ウエブサイト http://www.eve.ne.jp/FLC/）には、重要な項目が列挙されています。説明の際には難しい医学用語を避けること、親が質問できる機会を作ること、専門医療機関や専門医、療育機関、親の会などの情報も提供すること、親の心のケアにも配慮すること、同じ言葉でもその時の状態や親の性格等によって受け取る印象は全然違うことなどが挙げられています が、最後の項目「どんなに重い障害を抱えていようとも、生まれてきた命、あるいは生まれてこようとする命を祝福してください」は、とても大切だと思われます。21番染色体は染色体の中で最も小さいため、一個過剰でも出生に至る比率が高いのです。まずはこの世に生を受けたことを、素直に喜ぶ気持ちをご家族に伝えましょう。医療者側にこの気持ちがないと、説明の随所にお子さんを否定的に見る言動が現れ、ご両親をさらに絶望的な気持ちに追いやる危険性があります。

まずはダウン症候群である前に、かわいい一人のお子さんであり、たまたまダウンという体質をもっていると考える視点が必要です。実際に合併している症状とその治療法のこと、健常児に比べてゆっくりではあるけれど必ず歩き、個人差はあるものの話せるようになること、優しい心、豊かな感性を持っていることなどを伝え、成長発達を一緒に楽しみながら見守っていきましょう、というメッセージを伝えることが大切かと思います。

医学的には「ダウン症候群」が疾患名ではありますが、最近「ダウン症のある人」という表現にこだわる方が多いのは、病気の側面だけでなく、一人の人間として見て欲しいとの願いが込められているのです。お子さんたちが、こんなに楽しそうな笑顔を振りまき、暮らしている日常があるのですよと、教えてあげてほしいです。そのためのパンフレット（ヨコハマプロジェクト）なども出版されていますのでご活用されると有効と思います。また「ダウンちゃん」という言葉は、受け取る側にとっては不愉快な響きですので、お子さんのお名前をきちんと呼んであげてください。

過剰染色体の八割は卵子由来で、母親の出産年齢と相関しますが、母親だけに原因があるような説明は厳に慎むべきです。生まれた子どもに問題があると、母親は自分を責める傾向にありますので、心情をくみ取りながら、少しずつでも不安要素を取り除きましょう。

情報は、必要とされるときに適切に提供できることが重要です。受け止めきれない段階で一度にたくさんのことを説明されても、ほとんど覚えていないものです。要点をメモしてお渡しすると、たいへん喜ばれますし、説明の記録が残ることは病院側にとっても大切なことです。新たな不安や疑問が湧いたらいつでも気軽に聞けるし、答えてもらえる、そんな関係が築けると良いですね。親の心配を軽減しようと思うあまり、単純にダウンは普通に育てればよいとだけいうことも適切とはいえず、かえって怒りを引き起こすことさえあります。幸いなことに小児科医は、告知を担当したその日だけでなく、その後も子どもの健康状態とご家族の受容過程を確認しながら対応できることが特権でもあります。新生児科と小児科が分かれているところでは、上手に連携してください。

告知後のフォロー

診断を受けてから、親の気持ちは変化していきます。ショック、否認、悲しみと怒り、適応そして再起へと移行するさまは、ドローターの障害受容のプロセスとして有名ですが、いろいろな感情が入り交ざっていることも、また時間経過とともに感情が蒸し返されることもあり、心理状態に配慮した対応が望まれます。これを機に家族の絆が深まった、知るはずのなかった世界をこの子が教えてくれたことに感謝するという境地に至るまでの時間はまちまちです。

ダウン症候群の生命予後は重篤な合併症の有無に左右されますが、平均寿命はすでに六〇歳ともいわれ、社会の一員として自立した生活が可能となるよう、さまざまな工夫や配慮が必要です。合併症の早期発見やＱＯＬ改善のためには定期チェックが必要なこと、本人および家族への心理支援、社会福祉制度の利用も含め、継続的に適切な支援を行う用意があることを伝えましょう。自分一人でカバーできなくても、紹介ができればよいのです。

なお、次子を希望する場合は、出生前診断に対する考え方は親御さんにより大きな違いがあり、また転座型では再発率が違いますので、遺伝カウンセリングが必要です。

コラム6

「よく考えてください」と伝えられない——NIPTをきっかけとした気持ちの変化

青木美紀子

「出生前検査を受ける・受けない、どちらを選択するかよく考えて決めてくださって大丈夫です」

出生前検査を検討する妊婦やそのパートナーに対して当然のことのように伝えていたこの言葉を、口にすることを躊躇した時期がありました。二〇一三年四月から四ヶ月間の出来事です。

遺伝カウンセリングは何のため？

聖路加国際病院遺伝診療部は二〇〇六年に開設されました。一〇年間にわたり「遺伝」に関する様々な相談に対応してきましたが、相談内容の中でも圧倒的に多かったのは「出生前検査」に関する相談でした。当院では出生前検査を検討している妊婦やパートナーに対し、遺伝カウンセリングを受けることを必須としています。出生前検査に関する不安や疑問点、パートナーとの意見の不一致などを抱えて来院する方もいらっしゃいますが、出生前検査を受けることを決断している人の中には、遺伝カウンセリングは「検査の手続き」と半ば義務的に来院される方もいらっしゃいます。後者の方々にとっては、自ら必要とした遺伝カウンセリングでないかもしれませんが、中には遺伝カウンセリングをきっかけに出生前検査に対する向き合い方や考え方が変化する方もいらっしゃいます。

そもそも遺伝カウンセリングは何のために行われるのでしょうか。私が出生前検査についてお話しするとき、赤ちゃんの生まれつきの病気（先天異常）、出生前検査で分かること・分からないこと、出生前検査によるリスクの他、妊娠を続ける場合と続けない場合それぞれに関する具体的な流れやケアの内容等をお伝えしています。妊娠を中断するという選択をした場合の実際の方法として、分娩と同じ経過をたどることや児の埋葬が必要となることも予めお話しします。また妊娠を続ける選択をした場合の過ごし方や、遺伝診療部だけでなく産婦人科や小児科のフォロー体制などもお話しています。相手の背景や反応によって適切に分かりやすくお伝えすること、これはもちろん大切なことだと思います。しかし遺伝カウンセリングは「伝えること」のみを大切にしている場ではありません。私が心がけていることのひとつは、出生前検査は自分たちにとって必要な検査なのか、結果を知ることは自分たちにとってどんな意味があるのかを考える時間をつくることです。

出生前検査は自分たちに必要なのか？

出生前検査を受けて何を知りたいのか、知ってどうしたいのか、と十分に検討した上で来院する方もいらっしゃいます。一方で、昨今の様々な情報の中で「検査のことはよく分からないけど受けたい」「血を採るだけで簡単だから受けたほうがいいと家族に言われた」「高齢妊娠は検査を受けなければいけないものだと思った」と漠然とした思いで来院する方もいらっしゃいます。遺伝カウンセリングで伝えた内容をもとに、自分たちは出生前検査を受けて何を知りたいのか、知ってどうしたいのかと改めて向き合った時間は、その後の意思決定にも影響する大切な時間となることをこの一〇年間で実感しました。期待とは異なる現実に直面したときに、どうして検査を受けたのか、もしくは検査を受けなかったのかと立ち止まった時間の存在がその人たち自身の支えとなっていたことを様々なご家族から教えていただきました。

出生前検査を実施できるか否かを考える妊娠週数は限られています。そのため検査を実施できる時間も限られます。出生前検査を実施できる環境を確保し、限られた時間であっても考える時間を保証することで、妊婦やパートナーの方々が安堵されるご様子を幾度となく目にしてきました。

「よく考えてください」と伝えられない

二〇一三年四月一日、日本で母体血を用いた新しい出生前遺伝学的検査（以下ＮＩＰＴ）が開始されました。この日から、私の仕事に「電話をかけ続ける」という時間が加わるようになりました。現在もＮＩＰＴを実施している医療機関は限定されていますが、当時ＮＩＰＴを実施している医療機関はごく少数でした。ＮＩＰＴを受けるためには、妊婦はまずＮＩＰＴを実施している医療機関で遺伝カウンセリングを受ける必要があります。「ＮＩＰＴのための遺伝カウンセリング」は、妊婦自身が予約できる医療機関もあれば、医療者から予約を必要とする医療機関もありました。私は後者の予約調整の対応に奔走しました。

電話をかけ続ける日々が続きました。朝から電話をかけ続けてもつながるのはお昼近くで、やっとつながった電話では既に予約はいっぱいなので来週再度チャレンジするようにいわれる……そんな日々を繰り返す中で、私自身に次第にある変化が生じていることを自覚しました。今まで当たり前のように伝えていた「出生前検査を受けるかどうか、よく考えて決めてくださって大丈夫です」、この言葉をスムーズに口にすることができなくなっていました。よく考えてほしいと思っても考える環境すら提供できていないような気持ちが、この言葉を伝えることを躊躇させるようになりました。私がかけ続けた電話はＮＩＰＴを予約するためではなく、「ＮＩＰＴのための遺伝カウンセリング」を予約するためです。ＮＩＰＴを受けるかどうか、ＮＩＰＴを実施している医療機関の遺伝カウンセリングを受けてよく考えればいいのです。しかしこの電話がつながらなければ検査を受けるか否かを検討するスタート地点にも立てないような気持ちになりました。ＮＩＰＴの予約をとれないことに落胆されたり、怒られたりする中で、電話がつながらないとＮＩＰＴを検討する選択肢も提示できないことに苛まれました。ＮＩＰＴを機に、妊婦やそのパートナーはどのような状況におかれたのでしょうか、私のような思いをしている医療者はどれくらいいたのでしょうか、ＮＩＰＴを実施している医療機関はどれだけ電話対応に追われていたのでしょうか、そして単に技術的に検査可能であったことを理由に検査対象となった疾患・体質をもつ人々やそのご家族はどのような気持ちで過ごされていたのでしょうか……ＮＩＰＴをきっかけに様々なことに思いを馳せました。

ＮＩＰＴが始まっても解決しない思い

二〇一三年八月より聖路加国際病院でもＮＩＰＴを実施しています。これまで実施していた母体血清マーカー検査や羊水検査に加え、日本医学会の諸条件に合致した妊婦に対してはＮＩＰＴも選択肢として提示しています。朝から電話をかけ続ける日々は終わり、ＮＩＰＴを検討する妊婦に対しては、実施する体制を確保した上で以前のように「よく考えてください」と伝えられるようになりました。しかし予約対応に奔走した日々とは異なる、新たな悩みに直面しました。

当院のＮＩＰＴ実施体制を検討する際に、ＮＩＰＴ後のフォロー体制を鑑みて当院で分娩を予定している妊婦のみを対象にＮＩＰＴを実施することにしました。ＮＩＰＴだけを受けることはできないか、他の病院では予約できなかったので受けることはできないか、などの問い合わせに対しては、当院での分娩を予定されていない場合もしくは分娩を希望したとしても遠方で受け入れることができない場合は当院でＮＩＰＴを受けることはできないと回答しています。ＮＩＰＴを求めて当院にご連絡くださった方は、その後どうされているのだろうかと複雑な気持ちになります。

現在、日本全国の八五施設の医療機関で日本医学会の承認のもとでＮＩＰＴを実施しています（二〇一七年五月三〇日現在）。ＮＩＰＴを実施できる医療機関が増えることで、地理的条件など物理的な理由から出生前検査に奔走する妊婦は減るかもしれません。しかし医療機関の質が確保されなければ、結果的に妊婦やパートナーの悩みや環境はより複雑化し、悲しい思いをする人々が増える可能性があります。重要なことは誰でもどこでも出生前検査を受けられるようにすることではなく、まず出生前検査を検討する人々が、「正確な情報」に基づいて自分たちにとって必要な検査なのか、結果を知ってどうしたいのかを考える環境を整えることではないでしょうか。「正確な情報」には出生前検査の方法、リスク、精度等に関することだけでなく、出生前検査で分かる疾患・体質をもって生活する人々や家族の姿を伝えることも含まれるでしょう。そのような環境が充実するように、臨床現場や教育現場で自分ができることを自問する日々は続いています。

鼎談

出生前診断
受ける受けない誰が決めるの？

山中美智子×玉井真理子×坂井律子

「海外は進んでいる」は本当か?――二〇年前のイギリス

山中美智子：二〇一二年にNIPTが大きなニュースとなって、これからこの検査にどう向き合おうか……と考えあぐね、この五年間、三人で様々な勉強会を通して議論をしてきました。遺伝カウンセリングが改めて注目されるようになった中、日本の遺伝カウンセリングの歴史、海外での動向をもう一度見直したいと思ってこの鼎談の機会を設けました。

坂井さん、長年、出生前診断に関する取材を続けてきて、医療の外側から見ていてどう感じてきましたか?

坂井律子：私が初めてこのテーマを取材したのは一九九〇年代ですが、それ以来「遺伝カウンセリングを充実させる」ということが、出生前診断を議論するときに錦の御旗、金科玉条のように言われているように思います。でもその中身まできちんと議論されてきたのか疑問です。

NIPTが登場して出生前診断を再び歴史的に振り返ることができ、社会的な議論になることは、ひとつの成果だと門外漢としては思うんです。でも、当事者にとっては妊娠してさあどうするという時に、どこに相談したらいいのかということは依然として残っているのではないでしょうか。

しかも、妊娠してという場合、生まれて来る前の子どものことを、親が成り代わって考えなければならない。

そこを「遺伝カウンセリングを充実させればいい」と安心してしまうことの、そんな単純でいいのか? という感じ。それは番組や記事を作ったりする時のマスコミのきまり文句でもあり、思考停止してはいけないと、自戒をこめて思っています。

ただ、臨床の現場で相談を日々行っていらっしゃる玉井先生や山中先生は、私のような門外漢とは全然違うだろうし、進んできた部分と課題が残っている部分をお話しいただいたほうがいいんじゃないかと思います。社会的な議論の至らなさには、マスコミの責任、言論の貧困さもあるわけですし。

玉井真理子：それはマスコミだけじゃなくて、アカデミックの側の問題でもありますね。私は、臨床心理士として医療機関の中で遺伝相談にかかわってはきたんですが、大学研究者としての立場もあるので、私は私で自戒をこめて研究者サイドの責任を感じます。

坂井：技術はどんどん進むわけで――これはどんな病気でもそうかもしれませんが――薬も検査機器も診断技術もどんどん変わっていく。でも技術の説明だけでインフォームドコンセントが終わってしまって、その先のモヤモヤした部分をどこにもぶつけられない。

山中：インフォームドコンセントで終わってしまって、カウンセリングになっていない。

坂井：その不安があります。でもカウンセリングが用意されているということそのものが、医療の中では特異ではないでしょうか。そもそも患者にはカウンセリングは、普通は無いです。以前私の家族が癌になったとき、予想外の病名を言われてエッ⁉ となって、「まだ告知されてまもなくて、戸惑っていて、何といっても初めての体験なので」と言ったら、若い先生が「いやみんな初めてで急ですから」っておっしゃるわけです（笑）。でも、とにかく目の前の治療を急がなくては、という現場ではそれは普通のことかもしれません。

山中：私が産婦人科医としてなぜ遺伝カウンセリングに興味をもったかというと、遺伝性疾患に特化したことではなくて医療全体の話だよねと思ったわけです。だから遺伝カウンセリングの在り方みたいな話にどんどん巻き込まれていったし、自分で勉強しようと思ったんです。なんらかの病気の場合、医者は患者さんに病名を言って治療の話をして、あとは看護師さんケアはよろしくね……となる。出生前検査の話は「検査をしたいんです」と言われると、外来の中ではゆっくり話出来ないから遺伝カウンセリングに行ってくださいとなって、そこで話すのはまた私なんだけど、まだそういう場があることで、できるだけの理解してもらった上で、検査を受けるかどうかの決断を考えていただく機会が設けられる。

ところで話を坂井さんに戻したいんですけれど、イギリスに行かれたのはもう二〇年ぐらい前ですか。

坂井：そうです、一九九五年頃に母体血清マーカーの話が日本でわっと出てきて、九七年にイギリスに行きました。それで、九八年にＮＨＫ「ＥＴＶ特集　生命誕生の現場」を放送し、その取材をもとに九九年に『ルポルタージュ出生前診断――生命誕生の現場に何が起きているのか』（ＮＨＫ出版）を出しています。

玉井：私が九六年にイギリスに行って、ダウン症協会のスタンスについてとか、胎児異常を理由に出産をあきらめた人たちをサポートする支援団体の人たちの話を聞いたりして来たので、その後坂井さんがイギリス取材に行くことになった時に紹介した覚えがあります。

山中：その時は、母体血清マーカーの話に危機感をもって行った？

坂井：危機感といいますか、この本のコラムにも書いたんですが、取材をすると、とにかく海外は進んでいる、日本は遅れているという話になるので、そのとらえ方に疑問を呈すると、「何でそんなことを言っているんだ。日本はこんなに遅れているんだから、マスコミももっときちんと問題提起をして、世界のレベルに追いつくべきだ」と言われる。検査を広めようとする人たちにはそういう人が多かったです。実際に母体血清マーカーという技術はすでに海外から持ち込まれていましたし、技術だけを入れるのではなくて、カウンセリングという仕組みも一緒に入れるというのが、当初からの触れ込みだったんです。

私たち取材者としては、「本当にそうなの？」と確かめないと、となって、最初は私の後輩のディレクターがアメリカを取材したんです。カリフォルニア州が公費で行っている母体血清マーカーのシステムを取材しました。そこでは時間的には一人三〇分の時間をとって検査の説明を確かにしていたんですが、受けた人が満足しているかというといろんな疑問が示されていたし、カリフォルニア州そのものが医療経済をすごく計算していて、検査費用と障害児が生まれた時の福祉コストの差をカチッと計算して、システムとして導入していた。

「海外が進んでいる」という言葉の意味で言えば、妊婦が子どもを産む時のプラスがあるのかどうかということと同時に、システムを作っている背景にある社会防衛的なもの、社会の中に障害を持った人、病気を持った人がある一定数より多くなると困るという、優生学に繋がるような理屈がどうやら潜んでいるという不安もあって、その両方を確かめに、イギリスへ行くことにしたんです。なぜイギリスだったかというと、母体血清マーカーの歴史を調べたら、AFPというαフェトプロテインから始まっていて、αフェトプロテインと胎児の状態の関連について、ある発見をしたのがエジンバラ大学のデーヴィッド・ブロック教授だった。とにかく原点まで遡って聞いてみようということと、玉井先生から、SATFA【注：Support Around Termination for Abnormality の略称で、胎児異常を理由に中絶をした女性やカップルの自助グループとして発足し、のちにARC（Antenatal Results and Choices）と名称を変更している】という、あかちゃんをあきらめた人たちが悩みを抱えて相談しにくる組織がロンドンにあるということを聞いて行ったわけです。

行ってみると、カリフォルニアと同じようなコスト計算をイギリスは州レベルではなくて国家的なプログラムとして、やっていた。カウンセリングについてはロンドンの病院で妊婦さんの同意をもらって、撮影して放送しましたが、本にも書いたように、結局は、「こういう方法があります。受けますか受けませんか?」「次にはこういう方法もあります。これ受けますか受けませんか?」という検査の説明の連続であって……。

玉井：私も坂井さんがイギリス取材をベースにして作った番組を見て、そこはすごく印象に残っています。カウンセリングといっても、次から次へと検査を提案しているだけなんですね。「こういう検査もありますよ、こういう検査もありますよ、どうしますか?」と言って、妊婦さんが選べばそれでよし。妊婦さんが迷って「うーん、どうしようかな?」といった感じだと、「じゃあ、これもありますよ」というふうに、別の検査を提案するだけ。坂井さんの印象はこういう場面を実際に目にしたからなんだなと思いました。そのあたりが映像を通してリアルに伝わってきました。

坂井：実際にお腹のあかちゃんがダウン症候群の可能性が高いと言われた妊婦さんを取材していたわけですが、ダウン症候群というのはどういう障害なのかという説明は全くなくて、親の団体のパンフレットを渡されて、あとは自分で聞いてくださいねということでした。私も、家族の病気を告知されたあと、「初めてで急なんです」と言いたくなってしまったのですが、その妊婦さんだって、「初めてで急なんで、なんとかしてください」っていう想いでいると思うんです。でも、連れていかれる先は、その想いを受け止めてくれるところではなくて、あなたはこう可能性が高いですから次はこういう検査がありますと、羊水検査と、まだ出はじめのころのNT(うなじの厚みを計る技術)も、今度新しくこういう検査もできるようになったのでやってみますかという感じで受けさせられてしまう。「受けさせられる」というのは語弊があって、当然その人が「ハイ、受けます」と言っているわけですが、これで果たして、日本は遅れている、海外がやっているようにやらなきゃダメなんだというのは一体どの部分なの? と私は思ったんです。

先ほど名前を出したデーヴィッド・ブロックさんの話も印象的でした。ブロックさんは、最初は神経管閉鎖障害のあかちゃんの死を繰り返す妊婦さんがすごく気の毒だったそうです。産んでも産んでもすぐにあかちゃんが死んでしまう。それをとりあげていた同僚の産婦人科の先生も辛い。とりあげる方も産む方も辛いからなんとかしてくれと、遺伝医療をやっている自分のところに、おまえなんとかしろということで来る。そういう生まれてすぐのあかちゃんとの死別の悲しみをなんとかできないか、あかちゃんが胎内ですごくちっちゃい時に見つけたら、生まれてすぐ亡くなるよりは悲しみがまだ軽減されるんじゃないかということで、妊娠した段階でわからないかと研究しているうちに、妊婦さんの血中αフェトプロテインの濃度と、赤ちゃんの神経管閉鎖障害との関連に気付いて、検査ができるようになりました。ブロックさんは、「これは全く〝個人的な悲しみ〟をなんとかしようとした僕の熱意から始まった技術なんだ」と一所懸命に語るわけですが、でもそののち、それがスコットランドのプログラムになって、神経管閉鎖障害の出生数を減らし、やがてマーカーが三つに増えて母体血清マーカーとなり、ダウン症候群の検査技術になった時に「世界的なもの」になった。ブロックさんは研究者で、実際に妊婦さんの悲しみをなんとかしようと思ってはじめた研究だけど、正直に言えばダウン症の検査になって世界的な技術になった時、「嫉妬を感じた」と言っているんです。開発者としての気持ちというか、個人的な熱意、患者を前にした個人的なストーリーの中からはじまっているんだけど、ひとたび技術になってそれが進化していって世界に広がっていく時に、開発者本人は「素晴らしい」と思うと同時に、やっぱり嫉妬を感じる。それは技術の宿命なんだろうかということを、ブロックさんからじかにお話を聞きながら思いました。

山中：嫉妬というのは、自分の検査が世界的にどんどん広がっていって、開発者は自分なのにという意味での嫉妬なのか、本来の自分が意図したものとは違う使われ方をしていくことに関しての複雑な気持ちなのか、どっちなんでしょう？

坂井：そこはもう一度確かめた方がいいのかもしれませんが、当時の私が受け取ったニュアンスでは、もともとは、スコットランドで多く生まれていた、神経管閉鎖障害の中でも主に重い二分脊椎症の人たちのことを一生懸命考えてやってきた技術なわけで、ある意味でスコットランドだけの限定的な世界だった。その技術がだんだん広がっていって、全世界が直面しているあかちゃんの染色体異常ということに使われるようになった。それは「素晴らしい」ことだけに、なぜ自分がそこまで気付かなかったのかという悔しさ、であるように思います。

山中：技術者としての嫉妬。

坂井：と思いました。ブロックさんが、優生学的な差別主義者というわけではないんです。医師として、原点は妊婦さんの苦しみだったり、同僚医師の苦しみだったりですが、よくよく考えれば、亡くなってしまうあかちゃんとの死別の悲しみをなくそうとする技術開発です。翻って、私がロンドンで取材したSATFAでは、母体血清マーカーを使って見つけて羊水検査で確定して中絶してということで、またそこで死別の悲しみを抱えた人たちからガンガン電話がかかってきているわけです。

世界中に広まった技術の原点を作った技術者としての誇らしさと、その広がりに気付かなかった悔しさ嫉妬はあるとして、その広がった先に何が起きているかというと、ブロックさんが直面していた死別の悲しみが、別の形で再生産されている。なにかすごくやりきれないものを感じたというのが取材の印象でした。

番組ではSATFAのシーンを四五分番組の最後にしたんです。本では最初の方に書いたんですが、番組ではエンディングがSATFAです。妊婦さんが安心するために検査を受けると言われるけれど、結局、最終的にこのような悩みを抱えた人たちが検査によって生まれるということを、番組としては投げかけたかった。それで、SATFAのオフィスの電話が鳴り止まないというラストシーンで終わったんです。

みをなんとかしたいという思いからはじまった技術開発が、生まれる前のあかちゃんとのあらたな死別の悲しみを生み出してしまっているということですね。

坂井：もうひとつ、「進んでいる」ということの意味が、医療経済的にシステムとして構築されているということでもあるとするなら、その裏にはコスト計算があって、それは福祉予算を軽減するということとくっついている。それもわかったことのひとつでした。

二〇年経ってNIPTが出てきて、私は「週刊ニュース深読み」という生放送（二〇一二年九月一五日NHK総合テレビ）に出て話すことになったのですが、NIPTというのはもともとスクリーニングのための技術で、そのスクリーニングということの裏にこういう費用削減の思想があると。個人的な感情としてはそういう思想によって出てきた技術を多くの人が使うということについて疑問がありますと――NHKの職員コメンテーターは中立で解説するのが普通ですが――生放送だし、言いたいことを言ってしまった（笑）。そしたら非難の電話やメールが……。

玉井：かかってきたんですか？

坂井：公共放送の職員がけしからんという意見もあったし、

一方で……。

玉井：よくぞ言ってくれた、というのもあったんですよね？

坂井：それは多くはなかったですね。言ってくれてよかったっていう意見もあったんですが、多かったのは「甘い」というもの。九〇年代にも言われたように、キレイゴトであるとまたしても言われました。「甘いんじゃないですか」と。

今に続く貧困問題が日本で大きくなってきた時で、非正規雇用問題、子どもの貧困など色々と出てきていて、「貧乏で子どもも産めない人もいる世界で、障害のある子どもを産むようなことはできないだろう。そんな甘い認識ではどうなのか」、というような意見が結構きたんです。

九〇年代には、海外から遅れている、私たちも使いたいという声がたくさんきた。最初に母体血清マーカーの番組を作った時は、玉井先生が言われている「安心神話」のように、安心というキーワードをきっかけにして、安心したいから使いたい、だから検査会社を教えてほしいという電話がバンバンきちゃいました。問題提起として番組をやっても、受けたいという……。

山中：違う意図で取られる……。

坂井：電波に乗せると、そういう問い合わせがすごく来るわけです。放送前に、問い合わせがきた時にどう答えるかというシミュレーションをして、検査の会社は教えないと決めてから放送をしました。電話応対マニュアルも作って、こういう検査ですという説明はするけれど、どこどこの検査会社の〇〇という電話番号にかけると受けられますよとか、どこの病院でやってますよということは言わないと決めました。それをすごく怒る方がいました。「放送しておいてなんで紹介しないんだ。公共放送だろう」と。

賛否両論のある新技術を紹介する番組は色々あるわけです。そういう過去の番組の対応を遡って調べておいて、前例にのっとって「賛否のある技術ですから、ここでお教えする事は薦める事になってしまうので、メーカーや連絡先まではお教えできません」と言ったんです。それでもすごく電話口では怒られました。それが九〇年代でした。

現代では、検査会社のホームページなどで調べられる時代になり、問い合わせというより私が言った考え方への「甘い」という批判が結構きました。経済が成長しなくなった時代に、社会的なコストというか社会福祉、社会保障に対する厳しい意見がくる。ヨーロッパの今の難民に対する姿勢とすでに繋がる水脈があったのかなとも思いますが、なお厳しい時代になっているではないかとその時、思いました。

フランスから「学ぶ」こと

山中：最近、坂井さんはフランスにも行かれてますよね。

坂井：二〇一三年の五月に行ったのでもう四年以上経ちます。出生前のスクリーニングが進んでいる二〇一〇年代のヨーロッパの中でも、フランスは本当にダウン症候群の出生が減っていますよと教えてもらったことがひとつと、もうひとつは、減っているという中で、医療現場でシステムとしてのスクリーニングを批判している人たち（第3章に登場するルブラン先生たちですが）がいる。ダウン症候群の子を育てている親とか倫理学者ではなくて、医療の現場で正にその検査を担う立場の人たちの中に八〇〇人というかなりのボリュームでいると聞いていたので――現実にフランスの産婦人科の団体に行ったら少数派だと言われてしまいましたが――その二つ、減っているという事実と、その中で反対している人たちがいるということを、とにかく確かめたくて行きました。

山中：フランスでは実際にダウン症のあかちゃんが減っているという話を、坂井さんはどなたからまず聞いたんですか？

坂井：「週刊ニュース深読み」の生放送に出た時に横浜市立大の平原史樹病院長（当時）がおっしゃいました。私は、神経管閉鎖障害の人たちが減っているというのをイギリスで目にしていて、減ってしまった時にホントに何が起きているのかを、当時もっと取材したかったんですが、小さな番組で中々取材費もなくてそこに心残りがあったんです。減ってしまっているところで何が起きているのか、ずーっと引っ掛かっていたこともあって、やっぱりフランスに行きたいと思った。それで、フランスの研究者である本田まり先生や柿本佳美先生に色々と聞いているうちに、ルブラン先生のことがわかって、いよいよこれは行かなければと。休暇を取った自費での一週間の滞在ですから、とおりいっぺんの取材でしかなくて、まだまだ突っ込みきれていないことはたくさんあります。なので、印象に残ったことしか本にも書けていません。

山中：諸外国はこんなに進んでいるといいながら、本当に遺伝カウンセリングが担保されていて、妊婦さんが自律的に出生前検査をするかどうかを選んでるかといったら、実態はそうではないということですよね。

坂井：そうではないと思いました。本当に驚いたのは、フランスでは、国が調べたデータで全然そうではないとはっきり出していたことです。しかもそれは、将来、NIPTを公費でやってもいいという方針をCCNEという国の倫理機関「生命科学および健康に関する国家倫理諮問委員会」が答申を出したタイミングで、これは推進派の医師が教えてくれたんですが「妊婦の三分の一は血液検査の結果を理解していない」とか、「検査を受けた女性の四〇パーセントは、ある時突然中絶を選択することになるかもしれないことを意識していなかった」といったことを国家として調べあげていました。そういう事を調べあげつつ、一方でNIPTへのゴーサインを出す。フランスにしてみれば、すでにマススクリーニングのシステムはできていて「試薬を替えるだけ」なんだから、それを止める理由はないという論理で、答申を出したのです。CCNEはカトリック、プロテスタント、イスラム、ユダヤという四宗教の代表者が出てきて哲学的な議論をする機関ですが、既にシステムができあがっているので、そこの部分の技術だけをはめかえればいいとなる。

玉井：この本の中でも紹介していますが、二〇一四年に講演に来ていただいたルブラン先生も言っていたように、フランスでは、母体血清マーカーとNTを組み合わせたコンバインドテストの導入というかたちで、出生前スクリーニングプログラムがシステムとしてもうできあがっていたので、やり方が少し洗練されただけのNIPTには誰も反対する理由がないという論理ですよね。

坂井：そういう論理でした。

山中：でも一方で、NIPTは21トリソミーだけじゃなくて、技術的に言えば全てのあかちゃんのすべてのゲノムを見ることができる可能性はある。本当はそこからもっともっと大きな問題になっていくかもしれない検査なのに、検査法が変っただけでという形で導入されているから、大きな危機感もなく、意見もなく、入ってきている。

坂井：ただCCNEの委員長にインタビューしたら、胎児の全ゲノムを調べられるようになる可能性については言っていたんです。議論するとすれば今度はそっちだと。すべてのゲノムがわかるようになるから、重篤性といったものをどう考えるかが、これから課題になっていくでしょうと。でも、現実に目の前の母体血清マーカーをNIPTにとりかえるかどうかで言えば、ルブラン先生も言っているように、それこそ陽性的中率は上がるわけで……。

玉井：NIPT推進派には、羊水検査を減らせるからいいんだ、つまり陰性的中率は高いのでNIPTで陰性だったら羊水検査を受けなくていいんだからすばらしい検査なんだ、という論理もありますよね。

坂井：そうです。そっちの論理にいく。でも一方で、すでに実施されているコンバインドテストをいかに妊婦が理解してないかという調査もしているわけです。そうなんだけどと言いながら、技術は進んでいる方がいいよね、でも将来的にはみんなゲノムがわかっちゃうから、これはゆくゆく議論しなきゃいけないみたいな、三つの話がパラレルに出ている。

　ルブラン先生がおっしゃっていたことで印象に残ったのは、ルブラン先生たちが出した本の表紙（写真参照）になっているバーコードの意味なんです。私は最初このバーコードは表紙のデザインだと思ったんです。あかちゃんがベルトコンベアーの上を流されていくように流れ作業を象徴したデザインとしてこの本に使ったのかと……。でも、よくよくお話を聞いてみたらこのバーコードは、お医者さんが国からわたされている個人バーコードで、自分たちが日々、NTのデータや母体血清マーカーのデータをやりとりする時に、そのバーコードがないとデータにさわれない。

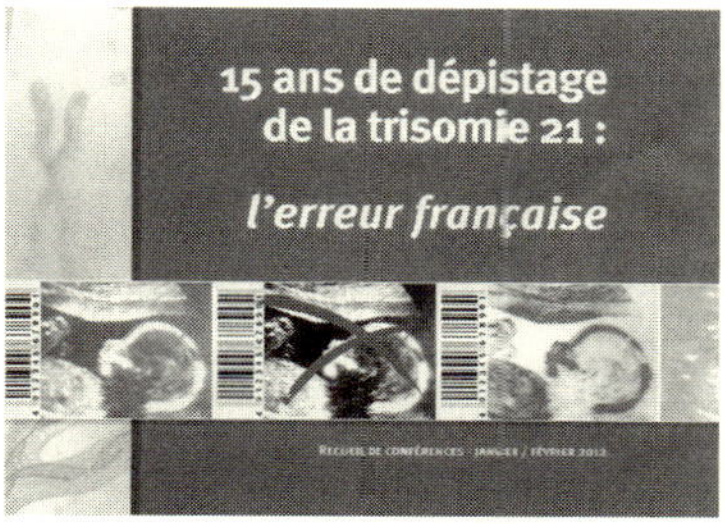

『21 トリソミースクーリニングの 15 年間：フランスのあやまち』表紙

山中：承認されている人がそのバーコードを読むことによって、データを入力したりできるということなんでしょう。

玉井：お医者さんの側にバーコードが割り当てられていて、妊婦さんを診察すると、誰がいつどこで診察してどういう検査をオーダーして、そしてどういう判断をしたかというようなこと全部が、データとしてしかるべきところに送られる。

坂井：そうですね。

玉井：要するに、それで全体として管理されてしまう。あかちゃんも管理されているけど、医師も管理されている。

坂井：ルブラン先生は自分がベルトコンベアーの端末になった気分だと、私が会いに行った時におっしゃっていたんですが、まさにそうなんだなと思います。

玉井：ルブラン先生のお話をうかがって、私はスーパーのレジ係りの人たちを思い浮かべました。自分のネームプレートのバーコードに何かをピッとあてて。

坂井：それから、入力しますよね。

山中：私が、ルブラン先生の講演の中で印象的だったもうひとつのことは、たとえば、三〇週で常位胎盤早期剥離という大変なことが起きて、あかちゃんが死んでしまうかもしれないと思いながら、一所懸命に帝王切開して、あかちゃんが元気でやれやれと思って病棟に行くと、そこではダウン症候群だからといって中絶している妊婦さんがいて、そのお産に立ち会わなきゃいけない……自分の心のバランスをどうとればいいのかというお話でした。

玉井：一日のうちに両方やるわけですね。

山中：なにか、「やらされているという感覚」と言われていたのを覚えています。

坂井：流れ作業の一部ということに対する納得できない感じ。日々の診療の中で自分がバーコードにしか過ぎないという感じになるんだろうなと思いました。システムとしてはすごく進んでいるわけですが……。

玉井：合理的に国が一括管理をするという意味では進んでいますよね。話が少し前後しますが、マススクリーニングのことで言えば、アメリカにしてもフランスにしても、まあどこの国でもそうかもしれませんが、強制的に全妊婦に出生前検査を受けさせているわけではない。でも、ある仕組みの中で実質的にマススクリーニングになっていく。それは、過去の歴史や海外の事例から考えても充分に警戒しておかなくてはいけない。フランスだって強制はしていない。なにがなんでも全員受けろとは言っていないし、受けた方がいいとすら言っていなくて、たてまえとしては、あくまでも中立的に情報を提供しているだけ。でも実質的にはマススクリーニングになっていく。私たちが今、目の前にしている一連の技術は、よほど嫌だと言わないかぎり、そのレールに乗るかたちで実質的なマススクリーニングになっていくという性質のものなんだ、という認識が重要だと思います。なにが歯どめになるかという答えはないいんですが……。

山中：坂井さんが取材を通して感じてきたことを伺っていると、結局マススクリーニングにはしていないと言いながら、エクスキューズでしかない。受けたくなければ受けなくていいと言いながら、実質はほとんどの人たちがよくわからないままに受けている。それこそがマススクリーニング化なんだと思うんです。

玉井：私も本当にその通りだと思います。厳密な意味での制度としてのマススクリーニング化ではなくて、実質的にマススクリーニング化していくということについて、もう少し丁寧に議論した方がいいんじゃないかと。強制しているわけではないのだからいいんじゃないか、妊婦さんたちが自ら選んでいるんだから問題はないんじゃないか、というだけで終わりにしてはいけないということです。

坂井：ただ、歯止めということで言えば、公費負担でなくお金がかかるということが、日本では現実的な歯どめになっていますね。NIPTは高いということで批判されていますが、現実にはそれが歯どめになっているから不公平だという意見もでてくる。私が番組に出て海外の公費負担に疑問を述べた時に、そんなことを言ってもお金のある人は受けている、お金のある人だけがいい思いをしているという、不公平という批判が来ました。収入があって、情報収集力もあって色んなものを見聞きしてる人だけが自分の望む医療を受けられるのはおかしいと。公費負担のマススクリーニングに私は反対ですが、不公平だぞという意見があることは、認識しておかなければと思います。

玉井：海外での「公平に」という議論についてですが、いわゆる社会経済的地位が低いとされる人たちが、羊水検査は値段が高いから受けられないとか、母体血清マーカーは有料だから受けられないということで、そういう人たちから障害児が生まれて来ることに対する国の指導者たちの危機感のようなものが、背景にはあるんじゃないでしょうか。社会経済的地位が低いとされる低い人たちが障害児を産むから困る、とはさすがに大っぴらには言えないかもしれませんが……。

坂井：フランスでそれを感じました。産婦人科の学会のある幹部に、「なぜダウン症のことを説明しないんですか？」と聞いたら、「あなた、そんなことをアフリカの移民に説明してわかると思っているのですか？」と言う。

玉井：そんな露骨な言い方をするんですか？

坂井：「そういう人たちにはね、ダウン症なんて言ってもダメです。モンゴリズムって言わないと」と言うわけです。私というモンゴル系というか、同じアジア系の人間を前にして、白人であるその幹部が、アフリカの人たちにはそんなことを説明してもわからないから、モンゴリズムって言って危機感を持ってもらうと言う。本人は全く意識していないけれど、二重三重の差別感丸出しみたいな。

だから玉井先生がおっしゃったような側面があると感じました。教育的資源にも恵まれていなくて、知識もなく金銭的にも低所得である人たち……。ここから先は解釈ですが、労働力として国家に貢献するから移民として受け入れているのであって、その人たちが社会福祉の対象になったとたんに、それはやっぱり許されないという側面があるのではと勘ぐってしまいます。

玉井：社会福祉の対象になるような存在は許容しない、というホンネですよね。私は、古典的な優生学のポスターを思い出します。たくさんの貧しい人々を一人が支えている絵柄なんです。放っておくと、貧しい人はいっぱい子どもを産んで増やしてしまう。そして、多数の「優秀」ではない人たちを、少数の「優秀」な人たちが支えなくてはならない社会になってしまう。だから、「優秀」な人たちを増やさなくてはいけないと人々に訴えかけた優生学のポスターが思い浮かびました。

あからさまに移民とか難民とか言わないまでも、社会経済的地位が低い人たちに対して、公費負担という形で出生前診断へのアクセシビリティを確保しないと、いわゆる社会防衛という点からよくない事が起きるのではないか、という国の指導者たちの考えがあるんじゃないか。日本だとあんまりそういう話にはならずに、むしろお金のある人たちは海外に行ってでも検査を受けられるから不公平だというように、一部のある意味で「得」をしている人たちを見て、それはちょっとどうなのかという不満が出て来るのかもしれません。

「重篤」って何？

山中：少しまた話を進めたいんですが、私たちが今回の本で取り上げている論点は、マススクリーニングとしてやってはいけないということがひとつと、もうひとつは重篤性の問題です。日本産科婦人科学会（以下、日産婦）のガイドラインは重篤な場合に限って出生前検査をやっていいとしているんだけど、その重篤性の中身についてはガイドラインでは突っ込んで示してはいないんです。着床前診断に関しては、小児期に発症して成人に達することが難しいような病気を対象にする、といった内規みたいなものがあって、それが独り歩きしていて出生前検査も行われている感じがあります。

私が個人的に聞いたことがある例では、ある患者さんが容姿に関わることで自分がとても辛い思いをしてきていて、自分の子どもに同じ思いをさせたくない、でも日本の今の基準だと、出生前検査とか着床前診断の対象にならない。それは学会の「あなたはその歳まで生きているんだから重篤とは言えないでしょう?」という判断が根拠になっている。それはおかしいんじゃないかと私は思うんです。

出生前検査は、絶対マススクリーニングとしてやってはいけないと思うけれど、一方で、どうしても出生前検査を受けて、自分がもっている、あるいはパートナーがもっているその病気を子どもには伝えたくないという思いがある人——たとえば癌のなりやすさである家族性腫瘍のことだったり——に対して、「いや、あなたの場合は大したことないから対象じゃありません」という言い方はおかしいんじゃないかなと思うんです。

以前セミナーがあった時——それは家族性腫瘍が対象だったんですが——ロールプレイでの設定が、お母さんが腫瘍をもっていて、二人の子どもも同じ腫瘍を持っているという設定だったんです。私がわざと、三人目がそうだったら出生前検査の対象になるかどうか？　と、グループ内に投げかけたら、みんなは「いや、これはガイドラインからしても対象ではないでしょう」となったんです。でも、腫瘍をもった子どもを二人抱えて、その子たちの健康を守るだけでたぶん生活が目いっぱいになっていて、三人目を授かってその子がやっぱり同じ病気だったら、経済的にということだけではなくて、生活そのものが破綻するかもしれない。設定は地方に住んでいる方で、こどもたちの健康管理に東京の専門病院まで定期的に通わなければならないという設定でした。それでも絶対にやっちゃダメ？と言ったら、みんな考え込んだんです。

その後の全体討論の中でも、私は、日産婦のガイドラインは何が重篤かまでは決めていないと言ったんだけど、いやそうじゃない、やっぱりそこは決めてある、だからこの家族性腫瘍についての出生前検査は絶対にやるべきではないと言われました。それで議論はおしまい。指針に従っていればいいといって思考停止になってしまっている。遺伝医療というのは、指針を参考に考えることも大事だけど、指針に沿ってそれに縛られてやっていくだけでは、個人個人の様々な悩みに沿いながらやっていくということができなくなると思うんです。

日産婦が、着床前診断をやることについて、小児期に発症する重篤なものとしていたのにも関わらず、相互転座による習慣流産を実施対象に入れる時に「流産の反復による身体的・精神的苦痛の回避を強く望む心情や、流産を回避する手段の選択肢のひとつとして本法を利用したいと願う心情に配慮したもの」とした。「心情に配慮」してしまった瞬間に理論が破綻していると言う人がいました。なんでそれだけが対象なの？　他の人たちの心情はどうして配慮しないの？……と。確かにそうだと思うんです。だから、重篤が何なのかということは、たぶん決められない。よく、ルールとして決めてほしいとか、法律で作ってほしいって言われるけど、そうではなくて、その人にとって重篤なのかどうかというのは、個別に考えるしかない。そしてそれは、学会が決めるようなことではないんじゃないかと、私は思っているんです。出生前診断を考える時に、マススクリーニング化は絶対にしない、でも一方で重篤性が何かということもルール化するようなものではない、という思いが最近すごく強くなっているんですが、どうなんでしょう？　海外では家族性腫瘍をもった人たちも着床前診断をしていますよね。

玉井：遺伝性のがんとか遺伝性の神経難病とかも対象になっているようです。

山中：それに対して倫理的におかしいとは言えないと思うんです。病気になった自分の人生は否定してないけれど、でもこの病気はこどもに伝えたくないという思いを誰にも否定はできないと思うんです。日産婦の指針自体、見直す時期に来ているんじゃないかと思います。

坂井：何が重いとか何が軽いではなくて個別の人の悩みに寄り添うべきだという方向で追求しなくてはいけないけれど、それをどういう仕組みで保障していくかというところになると、システムの話やガイドラインとも絡まってきて、非常に難しい。

山中：重篤というのを誰が判断するのかが問題かなと思います。ダウン症候群は出生前検査の対象になっているけれど、本当は「重篤」でもないのに、検査が出来るのなら、ということでこんなに普及してしまったわけです。しかも、ダウン症候群の人たちが中絶されれば、世の中の障害を持って生まれてくる子が圧倒的に減るのかというと、そんなことはない。でも、たまたま技術として出来るから広く普及してしまって、ダウン症候群さえ診断すればいい……みたいな感じになっている。

私はＮＩＰＴをやり、あるいは羊水検査を受けて、結果に異常がなくてああよかったということで妊娠継続してみたら全然違う病気のこどもが生まれて来たという人たちこそ気になる。遺伝カウンセリングの場では染色体のことしかわからないし、それ以外の病気はたくさんあるんですよと丁寧に説明したつもりでも、検査を受けて妊娠継続をして染色体異常とは違う病気の子が生まれると、「遺伝子の検査まで受けたのになんでこうなったの？」と言われることがままあるわけです。遺伝子と染色体の違いも説明しているのに……。

玉井：あまり区別がついていない。

山中：ついていません。あれだけ説明をしてもやはり自分は何を検査しているのかということが、あんまり理解出来ていない。そこを理解してもらおうと思ってやっていても、もうごちゃごちゃ言わないで検査をしてよというスタンスの人もいますし。

玉井：でも、じっくり話をしているうちに、四の五の言わないで検査だけしてくれればいいんだから、みたいな態度が少しずつ変わっていく場合もありますよね。

山中：それは私もそう思います。説明をすることによって、「わかるのはそれだけなんだ」といって考え直す人もいるし、検査はやっぱり受けますという人もいる。そこは色々あっていいのであって、遺伝カウンセリングをきちんとやることで、変わっていく部分もある。

玉井：出生前診断をたくさんやっている施設で、遺伝カウンセリングをやっていて虚しいときがあるっておっしゃっている先生がいました。いくら時間をかけて説明しても、最初からもう検査を受けると決めて来ていて、ハイハイわかりました、といった感じの人がいるらしいんです。虚しいというか、徒労感だけが残るんだそうです。

坂井：儀式として説明を聞いている。

玉井：そういう実態も一部にはあるんだと思います。

山中：でも、そういう人たちも検査が陰性で終われば、「ああよかったよかった」になるけれど、陽性になって本当にこの子をどうするのかという時に、ドライな態度のままでいけるかというとそうではない。自分のこととしてどこまで捉えているかというと、自分はたぶん大丈夫だけど、一応安心のために検査を受けたいという感じなのかな。

玉井：不安の裏返しですごく強がっているタイプの人もいますね。「ハイハイわかってます。どんな検査なのかはわかってます。自分なりに色々調べて来ていますから」といったように振る舞ってしまう人もいて、でもそれは、不安の裏返しということもある。対応する側からすると虚しさが残る遺伝カウンセリングであったとしても、そうではないところで響いている部分もあるかもしれない。そういうケースばかり続くと疲弊はすると思いますが、後になって、あの時あんなふうに一生懸命説明してくれた先生のところにもう一度相談しに行ってみよう、と思う人もいるわけですし。

坂井：家族性腫瘍の話も出ましたが、癌の研究などがこれだけ進んでくると、遺伝子レベルで患者を全部分析して、その癌患者に対する治療薬もその分析をもとに選びましょうということになる。それと同時に、その遺伝子を持っていれば何歳ぐらいで癌になるとか、その癌の五年生存率はこれ位といったデータも伴って提供される。そういうことを、生まれる前に判断するような時代が来るんでしょうか？　それを目指そうとしているんでしょうか？

山中：そういうデータは出てくると思うんですが、例えば、遺伝子変異を調べて抗がん剤を選ぶといっても、遺伝子をどんどん変えていくのが癌なわけでそこで抗がん剤を入れてもまた違う変化が出てきてしまうかもしれない。今、遺伝子のことがすごくわかるようになって、あれも出来るこれも出来るというような感じになっているかもしれませんが、まだ実は入り口にしかいないわけで、本当にその遺伝子解析の結果通りに色んな事が進んでいくのかどうかはわからないと私は思います。

それを生まれてくる前の子どもにあてはめてしまっていいのか。たとえば癌はどんどん治療法が変っていきますが、仮に遺伝性乳がん・卵巣がん症候群の出生前検査をするとして、お腹のあかちゃんがＢＲＣＡ１／２遺伝子変異を持っていることがわかったとして、もしかすると治療法が変わるかもしれないから、あなたの子どもが生まれて二〇年後には、全然医療事情が違うかもしれないということは理解してもらう必要がある。一方で「私はこれを子どもに引き継がせたくない」という想いには真摯に耳を傾けるべきだろうなとは思うんです。学会が決めた指針には合っていないから出来ませんと言って、話を断ち切ってしまったら、それは遺伝カウンセリングになっていないんじゃないか。

重篤性の問題と、マススクリーニングにはしないということとは、両方ともすごく個別性を重んじるというところでは繋がるような気がするんです。イギリスやフランスなどは、「マススクリーニングじゃありません」と言いながら、社会の仕組みとしてはほとんどマススクリーニングとしてやっている。そうなってしまうと、社会としてダウン症候群の人は生まれない方がいいという雰囲気を醸成してしまうわけですよね。そういう社会になってはいけないんじゃないかと私は思うんです。

玉井：生まれた後にわかる病気はしょうがないし、歳をとって病気になるのもしょうがないけれど、生まれる前にわかるものは可能な限り排除しておく方がいい、別に今生きている病気や障害の人までは否定しないけれど、という論理になっていく可能性はありますよね。

山中：出生前検査を普及させようという議論をしている人たちは、中絶をしますという時の、心理的なことや身体的なことなどについて、まったく現実感のない話をしているんだと思うんです。生まれる前は、まだその子には権利がないから、親が権利をもってなんとかするのは当然という考え方が根深くある。

玉井：権利……。

山中：権利と思っているんじゃないかな。

玉井：権利かどうかについては法的には議論があるんでしょうけれど、少なくとも親というか、親になろうとしている人が決めるしかないというのは確かなことだと思うんですよ。それを厳密な意味で権利と呼ぶかどうかは別として、誰が決めるのかと言われたら、国や社会が決めるわけではない。女性やカップルという当事者が、対立したら女性の意見を優先して決めていく。そこはそうなんだろうなとは、私も思うんですけれど……。

山中：今回こういうことを色々考えるようになったのは、NIPTが出てくる時にマススクリーニングとして広がりそうな感じがあって、絶対にそうはしないと言いながら、検査を提供する人たちの側にはそうしたいという雰囲気がすごくあると感じました。それで、これはマズイとなって勉強会も始めました。

日本でNIPTを始めようとしていた側から、とにかくやりたい施設は早く手を挙げてくださいと言われて、ここで手を挙げないと検査会社と契約ができませんといった雰囲気があった。当時、NIPTコンソーシアム【注：NIPTを多施設研究として行うグループ】では契約検査会社は一社だけだったのです。

坂井：「バスに乗り遅れるな」ですよね。

山中：それがすごく変な感じで、聖路加はそのNIPTコンソーシアムには入らずに違う会社と契約して始めました。

坂井：NIPTについてはマスコミの責任が本当に大きくて、たしかに発表した医療者側が精度九九パーセントと言ったからそう報じられたわけではあるんですが、やはりあの「九九パーセント」という数字が見出しに踊ったことが大きかったと私は思います。よくマスクに「花粉九九パーセントカット」って謳ってあって、私はマスクの袋を見る度にあの見出しを思い出してしまいます。九九パーセントの精度でカットする、除外するという意味を連想する怖さがあります。新聞各紙、テレビ各局が使ったあの大きい見出しは、障害というか検査対象を排除するという既に世の中にある価値観を自然に出してしまったような気がしたんです。NIPTは技術としてももちろん衝撃なんですが、あの広まり方が衝撃だった。

山中：九九パーセントがポンとでたことで、すごく多くの妊婦さんたちが追い立てられるように検査、検査となった。最初の頃は本当に検査する事が目的になって妊婦さんたちがあっちこっち奔走してしまった。ああいう環境にしてしまったのはすごく罪な事だったと思います。

山中：最初の報道からの始め方はすごく煽ってしまう結果になった。本当は、多施設共同研究で始めますということを医師たちが練っていて、記者会見をして発表をするつもりだったらしいですが、その前日に読売の記事が出てしまった……。

坂井：特ダネですね。

山中：コンソーシアムの人たちは書いたのは約束違反だとすごく怒っていたけれど、怒っていたのはすっぱ抜いたことについてであって、精度九九パーセントについては九九パーセントと思っていたわけです。

玉井：だとすれば、精度九九パーセントという報道をされてしまったのは、そのように情報を流した専門家の側の責任ですよね。

山中：今、コンソーシアムのデータが結構集ってきていて、ダウン症候群の陽性的中率はそこそこ高い。集団としてリスクが高い人たちについてやっているわけですから。

玉井：理論値通りぐらいの陽性的中率だと聞いていますが……。

山中：そうなんですが、例えば四〇代でいうと九割ぐらいの陽性的中率のはずなんだけど、もう少しいい。それで、実際よりは結構いい陽性的中率でしたって、コンソーシアムの人が嬉しそうに言っていたのを聞いて、うーんと思ったんです。

坂井：それが大々的に報道されたらますます加熱しますね。

山中：13トリソミーとか18トリソミーは、陽性的中率が低いんです。でも21トリソミーはそこそこ高い。

もうひとつＮＩＰＴ問題でよく言われるのは、なぜダウン症候群がターゲットになるのかということなんだけれど、でも私は、本当はそこを問題にしたいんじゃなくて、出生前検査そのもののあり方のことを問題にしたいんです。21トリソミーすなわちダウン症候群は、ちゃんと生き抜く子たちなんだから、そのダウン症候群をターゲットにすることが問題だという意見もある。

玉井：一般に生命予後が悪いと言われている18トリソミーや13トリソミーは検査のターゲットになってもしょうがないと……。

山中：私たちは、ダウン症候群だからやってはいけないということではなくて、出生前検査そのもののあり方をどうするかを議論したいんですよね。

連続勉強会を通して学んだこと

玉井：こうして本にまとめることになったきっかけの連続勉強会ですが、最初からざっとおさらいしておきたいのですが……。

山中：最初は講演会です。ＮＩＰＴとはどんな技術でどんな問題が生じるのか、「九九パーセント問題」も含めての講演会でした。二番目の講演会では討論することに重きを置きたかったのですが、講演者が何人かいて、みんながしゃべり過ぎてしまって質疑応答の時間がまったくなくなってしまったんです。唯一出た質問が「僕どうしてもわかんないんですけど、障害もってる人を中絶することのどこがいけないんですか？」だったんです。みんな、「えっ⁉」てなって（笑）。

それで、私はすごいフラストレーションがたまって、そこから何回かの勉強会が始まった。ＮＩＰＴが始まってしまうけれど、そもそも提供するのがいいのかどうかもわからない。でも聖路加国際病院には検査を受けたいという妊婦さんがいる。その人たちが検査出来るところを探し回って奔走したり、変な形で提供されたりというのは嫌だし、正しい情報で受けて欲しいと思うので検査を始めるけれど、この先検査対象が広がってしまったりしたらどうしたらいいんだろうという気持ちがあって、なんどか勉強会を開催したんです。でも開催してもどんどん答えはわからなくなっていった……。

坂井：今回、私が勉強会ですごく勉強になったのは、聖路加、奈良、京都、白浜と場所を変えながら、その場所その場所で、聞いている聴衆側もシンポジスト側も少しずつメンバーが入れ替わっていって、多様な立場の人たちが連続して考え続けたということです。開催した場所もそれぞれ「現場」ですよね。聖路加という医療の現場、奈良には障害のある子どもたちのレスパイトハウスがあり小児療育病院がある。京都は遺伝医学という学術の場だし、白浜では乳児院も見学させてもらえました。

玉井：そうでしたね。私も一緒にレスパイトハウスや乳児院を見学させてもらいました。

坂井：乳児院という場は、場合によってはお母さんが重い病気とか依存症といった子どもたちもいて、そういうお母さんと生まれた子どもたちの幸せを、日々考えている現場です。その隣には障害児者の施設があって、重い障害があるけれど幸せに生きている人たちがいる。決してカギ括弧付き「健康な子ども」ばかりではないということを、四か所全てで体感しました。京都にはルブラン先生が来てくれてフランスの話を詳しく知ることも出来た。

私の個人的な体験に過ぎないかもしれませんが得たものは大きい。その積み重ね、プロセスを本に残せたらというのが、この本を作ろうという最初の山中先生のご提案で、本当にそう思ったし賛同しました。私はマスコミの人間で、問題が起きた時だけ飛び付くのがメディアの弊害だと言われているわけですが、物事はずっと続いているし、子どもを産む人は毎日いるし、子どもを育てている人も毎日いるし、医療現場でも日々色んなことが起こっている。それを連続して色んな場所で体感しながら、生まれて来る子どもの命や人生を考えることを積み重ねてくることができた。それが、すごくよかったんじゃないかなと思っているんです。

山中：よく医療の現場にいてどうですかと意見を聞かれたりするんですけれど、自分が見えているものなんてごく一部でしかなくて、全体なんて誰も見えていない。自分が見ているものは本当に一部なんだということを、きちんとわかって議論に加わらないと、一方的でお門違いな話になっていくんじゃないかなと、いつも思うんです。

玉井：自分の見ている範囲がしょせん狭い範囲なんだということを、私はすぐ忘れるので、それを否応なしに自覚させられるような人間関係を維持していくのは大事だと思っています。

山中：そういう人間関係を維持した上で、いろいろな方向から考えて行く視点が私には必要なのだと思っています。今後の日本での出生前検査の在り方を考えるときに「マススクリーニング化の否定」と「重篤性既定の否定」は大事なポイントであると思っていて、だからこそ遺伝カウンセリングが重要であるし、そういう視点は遺伝カウンセリングから外せないのではないかと考えています。

坂井：山中先生がおっしゃっているとおり、「マススクリーニング化の否定」と「重篤性を規定してしまうことの否定」は、どちらも個別の命、人生に向き合うということだと思います。医療現場には一定のルールや線引きが必要ですが、この「個に向きあう」ということの大切さ――それは患者側からすると「ありがたさ」であるのですが――を、遺伝カウンセリングを考えることで改めて学ぶことができました。とても感謝しています。

おわりに

わたくしごとを書き連ねただけの情緒纏綿なあとがきには辟易する、という意見がある一方で、世の中には「あとがき読者」なるものも存在していると聞きます。私自身は、「あとがき」を読んでからその本全体を読むかどうか決める派なので、どちらかというと後者ということになるでしょうか。

編者のひとりである山中美智子さんの「はじめに」を読むと、本書の意図はわかっていただけると思うので、あえて「おわりに」で書かなければならないことは、定番の謝辞以外は何もなくなってしまうような気もしつつ、本書の意図プラスアルファ的なことを私の言葉で記しておくことはそれなりに大事なことなのではないかと、勝手に気を取り直して書き始めています。

出生前検査・診断をテーマに本書を編むきっかけになった動機のひとつは、ガイドラインにしたがってさえいればそれでいい、という思考停止、あるいは省エネ思考に一石を投じたいということです。立ち止まって考えさえすればそれでいいのか、という反論もあるでしょう。とくに医療者にとって大事なのは、目の前にいる女性やカップルにどう対応したらよいのかということだ、と。しかし、本書の執筆陣、とくに遺伝相談（遺伝カウンセリング）に携わってきた先達たちは、今まさに目の前にいる悩める対象にどう対応しようかと日々悩みながら、それでも考えることをやめなかったのです。

立ち止まって考えさえすればそれでいいというものではありませんが、それすらしなかったらどうなるのでしょうか。立ち止まって考えるためには、とっかかりが必要です。一緒に考えてくれている人がここにいる、昔もいたし、今もいる、というメッセージに本書がなればと願います。

本書の編者のひとりである坂井律子さんには、鼎談とコラムの執筆というかたちで参加していただくことができました。嬉しい限りです。

遅筆ぞろいというわけではありませんが、私を含め遅筆なメンバーもいたなかで、また、章立ての大幅な変更などもあったなか、粘り強くつきあってくださいました生活書院の髙橋淳さんに、心からの感謝を申し上げたいと思います。

玉井真理子

編著者略歴

（執筆順）

山中美智子（やまなか・みちこ）

1958年生まれ

山形大学医学部卒業。横浜市立大学医学部産婦人科よび関連病院、神奈川県立こども医療センター産婦人科、大阪府立大学看護学部・看護学科などでの勤務を経て、2010年から聖路加国際病院遺伝診療部長兼女性総合診療部医長。

主な著書に、『出生前診断の法律問題』（分担執筆、尚学社、2008年）、『赤ちゃんを亡くした女性への看護（女性に寄り添う看護シリーズ 1）』（編著、メディカ出版、2009年）、『赤ちゃんに先天異常が見つかった女性への看護（女性に寄り添う看護シリーズ 3）』（編著、メディカ出版、2010年）など

玉井真理子（たまい・まりこ）

1960年生まれ

東北大学大学院教育学研究科博士後期課程修了、東京大学医学部にて保健学博士取得。現在、信州大学医学部保健学科准教授。信州大学医学部附属病院遺伝子診療部の臨床心理士を兼務。専攻は、心理学、生命倫理学。

主な著書に、『遺伝医療とこころのケア――臨床心理士として』（NHK出版、2006年）、『捨てられるいのち、利用されるいのち――胎児組織の研究利用と生命倫理』（共著、生活書院、2009年）、『出生前診断とわたしたち――「新型出生前診断」（NIPT）が問いかけるもの』（共著、生活書院、2014年）など

坂井律子（さかい・りつこ）

1960年生まれ

東京大学文学部を卒業後、NHK入局。ディレクター、プロデューサーとして福祉、医療、教育などをテーマとする番組を制作。NHK制作局青少年教育番組部専任部長、山口放送局長などを経て、現在、NHK編成局編成主幹。

主な著書に、『ルポルタージュ出生前診断――生命誕生の現場に何が起きているのか？』（NHK出版、1999年）、『つくられる命　AID・卵子提供・クローン技術』（共著、NHK出版、2004年）、『いのちを選ぶ社会　出生前診断のいま』（NHK出版、2013年）など

各章執筆者略歴

（執筆順）

佐藤孝道（さとう・こうどう）

1945年生まれ

東京大学医学部卒業。同大学医学部産婦人科学教室講師・病棟医長、虎の門病院産婦人科部長、聖路加国際病院女性総合診療部部長・生殖医療センター所長、同院遺伝診療部部長兼任を経て、現在、武久レディースクリニック顧問。

主な著書に、『出生前診断――いのちの品質管理への警鐘（有斐閣選書、1999年）、『遺伝カウンセリングワークブック』（中外医学社、2000年）、『不妊に悩む女性への看護（女性に寄り添う看護シリーズ2)』（編著、メディカ出版、2010年）など

月野隆一（つきの・りゅういち）

1942年生まれ

和歌山県立医科大学卒業。同大学小児科講師、有田市立病院副院長、近畿大学大学院客員教授、和歌山つくし医療・福祉センター院長などを経て、現在、同センター名誉院長。臨床遺伝専門医・指導医。専門分野は、重症心身障害医療・臨床遺伝学。

主な論文に、‘A female with ring chromosome 18’（Ryuichi Tsukino et al. *Pediarrics International. Vol21: 42*、1979年 ）、‘Ring chromosome 10: 46,XX.r（10）（p15 → q26）’（*Med Genet 17（2）: 148-151*、1980年 ）、‘A case of partial 3p trisomy [46,XY,-18,+der（18）,t（3;18）（p24;q22）]（Ryuichi Tsukino et al. *Proceeding of the Japan Academy Seris B Vol.57 No.3: 89-94*、1981年）など

富和清隆（とみわ・きよたか）

1949年生まれ

京都大学医学部卒業。聖路加国際病院小児科研修医、滋賀県立小児保健医療センター保健指導部長、大阪市立総合医療センター小児神経内科部長、京都大学医学研究科遺伝カウンセラーユニット教授、東大寺福祉療育病院副院長などを経て、現在、同病院院長。

主な著書・論文に、‘The use of a computerised database for the diagnosis of a rare neurological syndrome’（*Neuropaediatrics* 1987年）、「ミトコンドリア代謝異常症」（大倉興司編『遺伝性疾患への対応』、講談社、1991年）、「遺伝相談とは」（藤田潤・藤村聡、福井次矢編『一般外来で遺伝の相談を受けたとき（総合診療ブックス）』、医学書院、2004年）など

コラム執筆者略歴

（執筆順）

本田まり（ほんだ・まり）

1975年生まれ

上智大学大学院法学研究科法律学専攻博士前期課程修了〔修士（法学）〕、同博士後期課程単位取得満期退学。中央大学法学部兼任講師、芝浦工業大学工学部建設系共通（人文社会）助教などを経て、現在、同大学工学部共通学群人文社会科目准教授。

主な著書・論文に、「出生前診断に対する主要国の法制度——フランス」（丸山英二編『出生前診断の法律問題』: 60-80頁、尚学社、2008年）、「《反ペリュシュ》法の適用——フランスにおける判例の展開」（上智法学論集60巻3・4号〔滝澤正教授退職記念号〕: 71-95頁、2017年）、「フランスにおける生殖補助医療と法」（矢島基美＝小林真紀編『滝沢正先生古稀記念論文集　いのち、裁判と法——比較法の新たな潮流』: 78-95頁、三省堂、2017年）など

吉岡　章（よしおか・あきら）

1944年生まれ

奈良県立医科大学卒業。同大学小児科学教室に入局。講師、助教授、教授、同大学付属病院長を経て、2008年から2014年まで公立大学法人奈良県立医科大学理事長・学長。現在、同大学名誉教授。

主な著書・論文に、'Prenatal diagnosis of haemophilia Bm'（Yoshioka A et al *Jpn J Human Genet 33: 395-400*、1988年）、「血友病の出生前診断」（田中一郎との共著、『小児科診療』12: 2065-2070頁、1995年）、「血友病」（岩田誠他監修『新・病気とからだの読本9・こどもの病気』: 155-176頁、暮らしの手帖社、2004年）など

藤田　潤（ふじた・じゅん）

1950年生まれ

京都大学医学部卒業。同大学医学部教授、医学部付属病院遺伝子診療部部長、日本遺伝カウンセリング学会理事長などを経て、現在、京都大学名誉教授。

主な著書、論文に、『みんな知りたい遺伝のはなし』（京都新聞出版センター、2003年）、'Reduced stability of retinoblastoma protein by gankyrin overexpressed in hepatomas'（*Nat Med*、2000年）、'Cold-inducible RNA-binding protein modulates circadian gene expression posttranscriptionally'（*Science*、2012年）など

小野正恵（おの・まさえ）

1955 年生まれ

東京女子医科大学卒業。医学博士（日本大学）。東京逓信病院小児科医長、同病院小児科主任医長などを経て、現在、同病院小児科部長。一般社団法人日本家族計画協会理事。

主な著書に、『プライマリケアノート――こどもの病気（改訂第 2 版）』（日本医事新報社、2012 年）、『赤ちゃんに先天異常が見つかった女性への看護（女性に寄り添う看護シリーズ 3)』（ 共著、メディカ出版、2010 年）、『ナースの小児科学（改訂第 6 版）』（共著、中外医学社、2015 年）など

青木美紀子（あおき・みきこ）

1977 年生まれ

聖路加看護大学（現・聖路加国際大学）卒業。東京大学大学院医学系研究科博士後期課程単位取得後退学、保健学博士（東京大学）。武蔵野大学看護学部助手・助教、聖路加国際病院遺伝診療部などを経て、現在、聖路加国際大学准教授。

主な著書に、『乳がんって遺伝するの？』（共著、主婦の友社、2013 年）、『悲嘆の中にある人に心を寄せて』（分担執筆：第 5 章「流産、死産を経験した親の悲嘆」第 6 章「人工流産を経験した親の悲嘆」、上智大学出版、2014 年）、『女性性を支えるがん看護』（分担執筆：第 1 章 3 節「遺伝カウンセリングによる支援」、医学書院、2015 年）など

本書のテキストデータを提供いたします

本書をご購入いただいた方のうち、視覚障害、肢体不自由などの理由で書字へのアクセスが困難な方に本書のテキストデータを提供いたします。希望される方は、以下の方法にしたがってお申し込みください。

◎データの提供形式＝CD-R、フロッピーディスク、メールによるファイル添付（メールアドレスをお知らせください）。

◎データの提供形式・お名前・ご住所を明記した用紙、返信用封筒、下の引換券（コピー不可）および200円切手（メールによるファイル添付をご希望の場合不要）を同封のうえ弊社までお送りください。

◉本書内容の複製は点訳・音訳データなど視覚障害の方のための利用に限り認めます。内容の改変や流用、転載、その他営利を目的とした利用はお断りします。

◎あて先
〒160-0008
東京都新宿区三栄町17-2 木原ビル303
生活書院編集部　テキストデータ係

【引換券】
出生前診断
受ける受けない
誰が決めるの？

出生前診断 受ける受けない誰が決めるの？
——遺伝相談の歴史に学ぶ

発　行———— 2017年11月30日　初版第1刷発行
編著者———— 山中美智子、玉井真理子、坂井律子
発行者———— 髙橋　淳
発行所———— 株式会社　生活書院
〒160-0008
東京都新宿区三栄町17-2 木原ビル303
ＴＥＬ 03-3226-1203
ＦＡＸ 03-3226-1204
振替 00170-0-649766
http://www.seikatsushoin.com
印刷・製本—— 株式会社シナノ

Printed in Japan

ISBN 978-4-86500-074-0

定価はカバーに表示してあります。
乱丁・落丁本はお取り替えいたします。